Si te gusta comer, aprende a adelgazar

Dr. Nicolás Romero

Si te gusta comer, aprende a adelgazar

mr

Primera edición, enero 2019
Segunda edición, febrero 2019

Martínez Roca es un sello editorial de Editorial Planeta, S. A.
Avda. Diagonal, 662-664 08034 Barcelona
www.mrediciones.com
www.planetadelibros.com
ISBN: 978-84-270-4522-4
Depósito legal: B. 28.492-2018
Preimpresión: Safekat, S. L.
Impresión: Black Print
Printed in Spain-Impreso en España

A Olga, a Nico y a mis padres.

Índice

Dietas engañosas, dietas arriesgadas

El método de la inteligencia corporal

Una nueva actitud ante la comida sin sentirse culpable

No sé si a ti te pasa. Hay personas que cuando las invitan a comer lo primero que les preocupa es si van a poder comer sano.

A quienes les ocurre, sufren incluso palpitaciones, sudores fríos y tensión emocional cuando les ponen en este compromiso.

Cada día veo más obsesión con la comida en pacientes que me consultan por su sobrepeso o que quieren mejorar sus hábitos nutricionales. Cuando se lo hago notar, algunos cambian el gesto, no les gusta la palabra obsesión. Otros intentan desdramatizar la situación con una risa nerviosa y una frase ocurrente.

Digamos que comer es para mí una lucha entre mi lado bueno y mi lado oscuro. Una batalla que siempre, por desgracia, gana el chocolate negro.

Lo cierto es que cada vez hay más gente en el mundo que se siente mal, traumatizada, cuando come un trozo de chocolate, una pequeña porción de *pizza* o una simple galleta. Alimentarse todos los días se convierte en un suplicio.

—Cuando me ocurre, es como pecar —declaran.

Cuántas personas se mueven temerosas en el supermercado entre listas de alimentos prohibidos y permitidos. Cuántas hacen dietas con normas absurdas e irreales, que alguna vez, cómo no, llegan a incumplir. Se saltan la dieta y se llenan de culpa por no poder resistir esas tentaciones que van en contra de los principios de los alimentos puros y naturales. El problema es que les han hecho creer que hay una manera moralmente correcta de comer para no engordar y mantenerse sanas. Lo digo sin rodeos: se trata de una creencia totalmente equivocada cuyas consecuencias para la salud pueden ser de mayor calado que los efectos de la comida que intentan evitar.

«Primero el gesto y luego el resto», dijo el doctor Marañón para establecer el orden de intervención del médico. Cuando estudias «el gesto» del paciente notas si sufre, si está triste, si está inquieto o está sereno. Si viene a verte es lógico que su actitud corporal refleje cierto grado de preocupación. Una vez me hago una idea de su estado emocional, entro a revisar sus creencias con respecto a lo que le ocurre.

Como médico, doy extraordinaria importancia a las creencias y a la comunicación. Si yo te lo explico bien y tú generas la creencia tranquilizadora de que «todo te encaja», ya estás empezando a mejorar.

Cuando detecto creencias erróneas que hay que cambiar para avanzar en el tratamiento, intento dar una explicación comprensible que no sea complaciente ni genere culpa o vergüenza. Por ejemplo, si tengo delante a una persona que ha hecho su propio diagnóstico de intolerancia a la lactosa y está absolutamente convencida de que esa es la causa de su sobrepeso, me enfrento a su creencia ofreciéndole una visión clara sobre lo que le ocurre desde el punto de vista médico. Aunque el test de hidrógeno espirado —en el aliento— que sirve para confirmar la intolerancia a la lactosa tenga un resultado negativo, procuro no dejar un «vacío» en su mente donde estaba la falsa creencia.

El cerebro rechaza los relatos que presentan lagunas de información, pero está dispuesto a modificar una creencia si le das una alternativa coherente que comprende. Si el paciente refiere síntomas como dolor abdominal, espasmos, sensación de hinchazón y gases, y, además, ha comprobado por su cuenta que mejoran con una dieta sin lactosa, no se le puede decir que se lo está imaginando todo. El dolor es real y el alivio es real.

En ocasiones, los médicos nos metemos en estudios complejos, con muchas pruebas complementarias, para demostrar que tenemos razón. Pero con esa postura haremos que esa persona vuelva a la sencillez de lo sin lactosa porque, en cierto modo, estamos ayudando a que cada vez crea más firmemente en su autodiagnóstico.

Me sorprende oír con cierta frecuencia opiniones de pacientes, que aparte de ser erróneas, hablan en tercera persona para referirse a su propio cuerpo.

Estoy convencido de que me ha tocado un intestino lento, y claro, tengo que ayudarlo todo el tiempo con laxantes.

Hasta que no empecé a tomar kale y semillas de chía, el hígado no fue capaz de activarse para perder grasa.

Cuando dejé de tomar lactosa y gluten también tuve menos alergias en la piel. ¡Es que las defensas no podían con todo!

Mi hipótesis es que hemos perdido confianza en la capacidad de nuestro organismo para procurarnos una buena salud. Por ejemplo, no hay herida en la piel, aunque sea pequeña y superficial, que no intentemos «ayudar» a que sane con antisépticos varios, pomadas antibióticas o curas aparatosas. Gastamos una farmacia entera cuando bastaba con lavarla con agua y jabón, y dejarla al aire. En ocasiones, esta actitud exagerada se parece más a una atención de Cuidados Intensivos que a un autocuidado sensato. El problema es que hemos trasladado a la nutrición esta misma desconfianza y cuidado sobreprotector. Vivimos en la creencia de que el cuerpo hará *crack* en cualquier momento si no le «ayudamos» atiborrándolo de superalimentos, multivitamínicos, suplementos milagrosos, kilos de adelgazantes, laxantes y medicamentos sin receta.

Hay terapeutas nutricionales cuya promesa es combatir el aumento de peso eliminando las toxinas del organismo, reparando los daños en el metabolismo y reponiendo las carencias nutricionales de un modo «natural». Ellos mismos hacen las pruebas a los pacientes, los llevan de una sala a otra y desarrollan una buena conversación.

—Con ellos tienes la sensación de que por fin alguien te escucha y sabe lo que se hace —afirman las personas que los consultan.

Estos pacientes se sienten atraídos por estos «métodos naturales» a base de extractos de plantas, preparados homeopáticos, vitaminas, antioxidantes, minerales y todo tipo de suplementos alimenticios porque se centran en tratar sus problemas físicos sin entrar en el plano mental. Muchos acuden ya con su enfermedad autodiagnosticada para marcar el terreno:

Todo lo que lleva aditivos me sienta mal. Va a ser que estoy afectado por algún tipo de sensibilidad química y eso me hace engordar, ¿verdad?

Necesitan sentirse escuchados, que les confirmen que están en lo cierto para ganar autoconfianza y autoestima, y que les den gotas, comprimidos e infusiones. Todo junto. Pero no quieren oír hablar de su estado emocional. Lo que ocurre es que estas personas temen aprender de nuevo. Se resisten a modificar las creencias que los limitan para establecer una relación con la comida que sea real, sensata y equilibrada. Pero para esto tienen que admitir que en algunas cosas están equivocados. Por eso prefieren acudir a terapeutas que tratan sus dolencias con una colección de remedios y los exoneran de responsabilidad. Estas actitudes son de corto recorrido. Así se pierde la motivación y se cronifica el sobrepeso. Lo digo con toda claridad: para mantener la motivación en un proceso de pérdida de peso es imprescindible querer aprender. Pero no adelantemos acontecimientos.

> Controlar voluntariamente los procesos internos de la nutrición es una gran falsa ilusión.

Cuando el sistema inmunitario funciona de modo correcto nos hace optimistas y felices. Nuestras defensas y lo psicológico están tan relacionados que es casi imposible que uno de los dos sistemas reaccione sin afectar al otro. Se podría decir que el cerebro moviliza todos los recursos disponibles para satisfacer el hambre y la sed porque tiene efectos positivos sobre el sistema inmunitario. Con la desconfianza creciente en el organismo cuestionamos que sea capaz por sí solo de lograr esa sensación placentera que nos pone de tan buen humor. Queremos tener el control absoluto sobre ese equilibrio interno que nos hace felices. Y hemos puesto el foco obsesivo en la nutrición, convencidos de que así podremos conseguirlo.

El hecho cierto es que tenemos una conciencia completa de cómo se desarrolla la vida fuera del cuerpo, y a la vez, una conciencia muy vaga de lo que ocurre en su interior. Cuando el cerebro mira hacia adentro, ve que la cabeza está lejos de los pies o que la circulación sanguínea llega a las manos, pero no es capaz de distinguir qué nutrientes transporta la sangre o en qué huesos hace falta calcio. En ese mundo interior donde viven millones de gérmenes, el cerebro tampoco se da cuenta cuando unas pocas bacterias preparan una infección abdominal, hasta que aflora, produciendo dolor e inflamación en la zona. Así se explica por qué no comprendemos las señales propias de una enfermedad inmediatamente cuando aparecen, por qué no apreciamos el sueño en su justo valor o por qué somos incapaces de imaginarnos las consecuencias de la obesidad que padecemos cuando pasen unos años. La razón es que una considerable cantidad de señales que el cuerpo se da a sí mismo no exigen una actividad consciente.

Cuando conducimos un coche por la autopista, no pensamos en los procesos de la conducción, lo llevamos mentalmente en piloto automático hasta que vemos el cartel indicador de nuestra salida. Entonces es cuando el cerebro nos pregunta qué queremos hacer. Esto es exactamente lo que ocurre en el funcionamiento no consciente del organismo. La mayor parte del tiempo trabaja en piloto automático sin consultarnos.

La alimentación es una actividad voluntaria regulada por el hambre y la saciedad donde cada persona decide lo que come. Sin embargo, la nutrición es un trabajo fisiológico que el organismo hace de manera que nosotros no percibimos, ni decidimos a partir de la digestión de los alimentos y de otros aportes en la dieta.

Cuando el calcio de la leche del desayuno se transporta por la sangre, el cuerpo ignora su procedencia. No distingue si proviene de la leche, de un suplemento mineral en pastillas, de un agua calcárea, del kale, del queso, de una anchoa o de una almendra. Calcio es calcio. Nosotros no podemos elegir ni adónde se dirige ese calcio, ni cómo ni cuándo se va a utilizar. Si en ese momento el cerebro nos preguntara, podríamos decidir que fuera a los huesos de la cadera, que es donde el reumatólogo ha visto riesgo de osteoporosis. Pero eso no ocurre. Ni nos pregunta ni podemos hacer nada para controlar el proceso. Si nos falta calcio, y el estudio hormonal está bien, lo que está en nuestra mano es tomar más calcio, es decir, tener más calcio biodisponible. Además de aumentar la vitamina D si es necesario para que el calcio se absorba mejor. Es lo que prescribe el médico.

La única manera de comunicarnos con el organismo para «hablar» del calcio es mediante el ejercicio físico regular. Cuando pisamos el suelo al caminar o hacemos fuerza con los brazos contra el agua de la piscina nos enviamos señales de que necesitamos unos huesos fuertes repletos de calcio para realizar esa tarea sin lesionarnos. Entonces es probable que parte del calcio se destine a reforzarlos.

Como médico, es para mí asombroso comprobar el enorme empeño que pone la gente en manejar a ciegas su nutrición, teniendo tan escasa percepción de lo que ocurre en su mundo interno. Para utilizar correctamente la nutrición es imprescindible tener un conocimiento cualificado del funcionamiento del organismo, y eso solo se logra con el estudio de la fisiología humana. La sociedad, los medios de comunicación o las redes sociales hablan de nutrición con la misma ligereza que del tiempo o del tráfico.

En las siguientes páginas me propongo desmontar falsas creencias sobre nutrición, argumentaré contra la obesofobia, y explicaré cómo la presión social por estar delgado nos lleva al sobrepeso y a otros desórdenes alimentarios. Cambiar algunas de estas creencias delirantes no hará probablemente que desaparezcan la obsesión por la comida, los problemas de peso y sus trastornos asociados, pero es seguro que los médicos trataremos a menos personas por estas causas. Entre todos tenemos que promover una relación más sensata con la alimentación, donde se disfrute de la buena mesa en buena compañía, donde no se sigan normas absurdas en la dieta, donde nadie esté temeroso de comer alimentos «prohibidos», donde las personas coman lo necesario para tener buena salud, sin que eso les genere sentimientos de culpa o vergüenza.

Saber alimentarse

1
¿ESTÁ EL CEREBRO CAPACITADO PARA DECIDIR LO QUE NOS CONVIENE COMER?

Empecemos a despejar dudas. ¿Tiene algo de cierta la creencia de que el organismo no es capaz por sí solo de procurarnos una buena nutrición y por eso tenemos que «ayudarlo», atiborrándolo de superalimentos y suplementos milagrosos? Vamos a verlo.

Lo que hace decidirse al cerebro entre un alimento u otro es el sabor, por delante de considerar si es beneficioso para la salud o si posee unas extraordinarias cualidades nutricionales. Cuando damos el primer mordisco a ese alimento, su sabor impacta en las papilas gustativas de la boca y la sensación viaja hasta el cerebro, que suele estar muy atento porque se juega mucho en ello. Si el cerebro acepta el sabor, es que lo considera apto para alimentarse y comienza la masticación. En ese instante se ponen en marcha los mecanismos cerebrales de la saciedad, que es el reloj interno que regula cuánto comemos.

Las investigaciones sobre estos circuitos cerebrales han determinado que cuando se consume un alimento que tiene mucho sabor se produce una sensación placentera que completa mejor la saciedad, limitando así las calorías ingeridas. Y lo contrario. Una menor percepción de los sabores produce una mayor necesidad de comer para llegar a saciarnos y podría estar relacionada con la obesidad, según se revela en un estudio español dirigido por la doctora Dolores Corella, del Centro de Investigación Biomédica en Red. Fisiopatología de la Obesidad y la Nutrición (CIBEROBN), publicado en 2018.

> El sabor es la señal clave para el cerebro tanto para comenzar a comer como para dejar de hacerlo.

A más intensidad de sabor, mayor saciedad. Diversos estudios sobre la percepción de los sabores han revelado que al cerebro le gustan los sabores intensos e identificables, pero se harta rápidamente de ellos. Para las personas a quienes se les ofrecía un plato cocinado con mucho sabor, como un suculento estofado de carne con salsa de setas y queso azul, los primeros bocados eran muy estimulantes, pero se cansaban pronto y dejaban de comerlo. Sin embargo, cuando se les proporcionaba alimentos más corrientes como el pan, aunque no les hacía mucha ilusión, podían comer sin cansarse bastante más cantidad que del estofado. Esta capacidad que tiene un sabor intenso de desencadenar la sensación de saciedad es conocida como saciedad sensorial específica. Es la manera que tiene el cerebro de fomentar la variedad, limitando las calorías.

Cuando el cerebro empieza a mandar señales de hartazgo sobre un alimento es para llevarnos a tomar otro distinto. Así se explica que tras una comilona siempre quede sitio para el dulce. El cerebro premia la variedad en la dieta, porque tiene una necesidad instintiva de ingerir los distintos nutrientes para asegurar la salud del organismo, lo que alcanza más fácilmente cuando toma platos variados. Por eso está dispuesto a probar diversos sabores y texturas en cada comida.

La buena nutrición no es solo una cuestión de calorías. Si fuera así, el cerebro no tendría la necesidad de cambiar de comida. Podríamos comer solo pan hasta obtener las calorías que necesitáramos. La diversidad de nutrientes que nos proporciona la variedad de alimentos ha sido una estrategia ganadora que nos ha permitido evolucionar durante millones de años y llegar al mundo de hoy. Es evidente que el cerebro está perfectamente capacitado de forma innata para decidir lo que nos conviene comer. Lo que ocurre es que no se lo ponemos fácil.

No puedo tomar solo una. ¡En cuanto las pruebo, me es imposible dejar de comer!

Esta característica del cerebro de hacernos sentir llenos con los sabores más intensos nos protege del sobrepeso. Los técnicos que desarrollan nuevos alimentos para la industria saben por experiencia que el éxito de un producto está en que no destaque ningún sabor en especial al comerlo. Se trata de retrasar todo lo posible la sensación de saciedad para comer más y vender más. Los superventas de la industria de los ultraprocesados deben su triunfo a que estimulan las papilas gustativas lo bastante como para resultar atractivos, pero no tienen un solo sabor dominante que le diga al cerebro «vale, ya es suficiente».

En la composición del sabor, además del olfato y el gusto, hay que tener en cuenta un estímulo táctil que va desde el cosquilleo de las burbujas en la boca al picante de una especia o la cremosidad de una salsa. El refresco de cola más vendido del mundo activa todas las modalidades del sabor, del aroma y ese componente táctil. Cuando lo bebes no hay nada que destaque sobre lo demás. Está el dulzor del azúcar, aromas como la vainilla y los cítricos, especias tostadas como la canela y la nuez moscada. El picor del ácido fosfórico, el cosquilleo de las burbujas del dióxido de carbono en la boca y en la garganta. Se acaban estimulando todos los elementos de la construcción del sabor. Este equilibrio hace que el cerebro no se canse del sabor y emita una señal pidiendo más. Si quieres saber la fórmula secreta del refresco de cola más vendido del mundo, aquí la tienes. El fin es desbancar a todo lo que se bebe en el mundo, incluida la leche y el agua. ¿Lo conseguirá? Lo veremos.

Los fabricantes de platos preparados saben que cuando hacen guisos de carne con gran sabor los venden menos que las hamburguesas sin salsa. Los consumidores de refrescos de cola y de hamburguesas sin salsa recuerdan el hecho de que no se cansan de tomarlos, y lo tendrán muy en cuenta cuando vayan la próxima vez al supermercado. Cuando el *marketing* alimentario nos pone a prueba con reclamos como «¿a que no puedes comer solo una?», sabe perfectamente lo que está haciendo. Aprovecha este «agujero» en la percepción del sabor en el que ningún matiz predomina para plantear la comida como un reto personal.

Cuando entramos en este juego, ganamos muchas calorías extra, y ellos se llevan nuestro dinero. Tenemos que ser muy conscientes de lo que nos está pasando a la hora comer y de comprar. La industria contraataca a nuestro cerebro protector. En el supermercado abundan los productos *light,* bajos en fructosa, bajos en grasa, libres de azúcares, sin aditivos. Nos dicen que son más saludables. Ninguno tiene un sabor que destaque. Ahora sabemos por qué.

Las guerras del cerebro a cuenta del sabor

Uno de los problemas que impide a la gente normalizar su relación con la comida es que su cerebro ha dejado de comprobar el sabor y el olor cuando tiene que hacerlo, es decir, justo antes de adquirirla y llevarla a casa. Este hecho, que a simple vista parece poco importante en comparación a si el alimento es fresco o ultraprocesado, creo que merece una reflexión más en profundidad. Llevar a casa comida envasada entre plásticos, latas y cartones, preparada, precortada, precocinada, además de dañar el medioambiente, hace que se cometan millones de errores involuntarios en las decisiones de compra que empeoran el estado de salud de la población, y producen un impacto enorme sobre el sistema sanitario. Si te equivocas comprando la comida, te autoengañarás para comértela aunque te perjudique. El cerebro funciona así. Por ahora es una batalla abierta que tendremos que seguir luchando.

El sabor nos hace tan singulares como las huellas digitales. No es extraño que nos guste la comida de nuestras madres. No solo porque cocinen bien, sino porque estamos acostumbrados a sus platos desde pequeños y compartimos con ellas la misma percepción esencial de los sabores.

Pero esta singularidad suele ser fuente de problemas. ¿Cuántas parejas vemos discutir vehementemente en el supermercado porque alguno de los dos «se salta» la lista de la compra y «coge lo que le gusta»? Ambos están librando una batalla por imponer su matiz de sabor, aunque ellos no lo sepan.

Veámoslo gráficamente. Cuando una pareja se conoce por primera vez y comienza a compartir la comida, la apreciación de los dos suele tener matices diferentes. Lo comentan abiertamente a sus amigos:

—Estuvimos en Tailandia este verano, y yo para comer, fatal. Pero ella, sin problema. Todos esos sabores raros le chiflan.

A partir de ese momento comienza un conflicto de perfil bajo para intentar imponer al otro su matiz de sabor deseado. Si la pareja acaba separándose es frecuente oír expresiones de este tipo:

—Estaba harta de que le echara kilos de sal a la ensalada, sin pensar que yo también tenía que comer.

Si forman una familia se desata la lucha abierta por dominar el sabor. ¿Qué puede ocurrir entonces? Que uno acabe cediendo y aceptando conscientemente el sabor del otro como norma de la comida en el hogar, aunque a veces se queje —«¡Uff, en esta casa se tiene un miedo horrible a la sal!»— o por el contrario, que nunca se acostumbren, y siempre haya una tensión latente que se descargue en la compra. Estos conflictos sin resolver propician los caprichos y no ayudan a tomar decisiones ventajosas para la salud a la hora comprar.

Comer a cucharadas un bloque entero de mantequilla

El conocimiento actual sobre la regulación de la saciedad y el control del apetito ha puesto encima de la mesa la asociación de estos dos procesos con la estabilidad emocional y las creencias. Ansiedad, creencias limitantes, falta de ejercicio físico, bajo estado anímico, problemas de comunicación o de falta de sueño son considerados factores de riesgo para padecer problemas de peso. A ello se añade la predilección por alimentos con alto contenido en azúcares y grasas con efecto placentero en los circuitos cerebrales de recompensa, que nos lleva a comerlos en exceso.

> La regulación del hambre y la saciedad en la dieta representan mucho más que la suma del poder calórico o saciante de sus componentes. El apetito es fisiología y psicología.

La manera en que el cerebro percibe el sabor de los alimentos es crucial para tomar decisiones de alimentación basadas en hechos reales. Pero no hay que olvidar el papel de la conciencia. Puede ocurrir que decidas voluntariamente que no tienes apetito sin que se corresponda con la «verdad oficial» del cerebro. O lo contrario. Que decidas unilateralmente que tienes hambre a pesar de haber comido y estar «oficialmente» saciado. Las dietas para perder peso que solo hablan de calorías, nutrientes y combinaciones de alimentos más o menos saciantes —como operaciones de sumas y restas—, sin tener cuenta el factor psicológico de la comida, no tienen mucho recorrido.

Quiero que nos metamos imaginariamente en una cocina para ver de manera gráfica cómo se construye el apetito a partir de los sabores y no de los nutrientes. ¿Has probado a comerte cien gramos de mantequilla a cucharadas? Son grasas. Sacian menos que las proteínas y los carbohidratos. ¿Has tomado solo una cucharada y es suficiente para ti? Lo entiendo, la mantequilla, así sola, a cucharadas, no te gusta. Como tampoco te apetece un sorbo de aceite de oliva virgen extra. Son grasas, pero no puedes con su sabor en «estado puro». No hay problema. Prueba con el azúcar. ¿Cuántas cucharadas puedes tomarte seguidas? Una, dos, tres. ¿Tres y ya no puedes más? Son solo carbohidratos. En teoría, sacian menos que las proteínas, pero su sabor te satura rápidamente. Hagamos una cosa. Prueba a juntar la mantequilla con el azúcar, bien mezclados. ¿A que la mezcla sabe mucho mejor y entra de otra manera? Sí, eso es otra cosa. ¿Y si le añades más carbohidratos? Mejor, ¿verdad? No te apetecía la harina a cucharadas, pero amasada con la mantequilla y el azúcar sabe bastante bien.

Tampoco te comerías probablemente siete claras de huevo crudas de una vez. Es solo proteína con mucha agua. Pero cuando las añades a todo lo anterior y lo mezclas bien, la masa resultante para hacer magdalenas alcanza un punto de sabor mucho más apetecible que cada uno de sus componentes por separado. Que te guste el sabor —factor psicológico— es más importante para la regulación del apetito que la capacidad saciante de los nutrientes —factor fisiológico—.

Un buen plan de alimentación ha de tener en cuenta la actuación de los sabores en el mecanismo cerebral del apetito para aportar placer y satisfacción. Por eso la dieta mediterránea es, probablemente, el plan de alimentación más saludable del mundo. Por sabrosa, por su elección variada de los alimentos, por la calidad de los ingredientes, por su preparación, por el cocinado, por el aderezo; todo está encaminado a realzar los sabores originales y destapar otros nuevos que impacten en el cerebro. El reto es elaborar platos que aporten sabor y aroma intensos en cada comida, agregando ingredientes que los potencien, como el aceite de oliva virgen extra, los sofritos y las especias.

Nuestros cocineros que innovan sobre la cocina tradicional mediterránea están considerados en la élite mundial. Buscar nuevos sabores es su desafío. Juegan con las texturas, los colores, la fusión de aromas en los platos para que destaquen algunos matices y «romper» el sabor.

En mi opinión, el gran valor cultural de la dieta mediterránea es que es frugal y te invita a comer poco. Comes menos cuando no automatizas el acto de comer, cuando eres consciente de lo que comes, cuando saboreas los platos en buena compañía y cuando pones la comida en el centro de tu diversión.

¿PROCEDE DE UNA PLANTA O DE UNA PLANTA INDUSTRIAL?

Prácticamente todos los días conocemos a través de los medios de comunicación, de sus libros publicados o de las redes sociales a *coaches* nutricionales de las estrellas, a entrenadores personales con miles de seguidores en Instagram, a naturópatas con teorías peculiares sobre los biotipos humanos, o a gente especial con una experiencia mística de curación a través de los alimentos —que por supuesto ya han contado en un *best seller*—, que dan a conocer al mundo una nueva creencia nutricional. Se trata por lo general de una dieta restrictiva, con una base teórica no científica, con normas absurdas de tipo moral que clasifica los alimentos como buenos o malos en función de los nutrientes «beneficiosos» o «perjudiciales» que contengan. No son más que dietas extremas para perder peso, pero se «venden» como una nueva filosofía de vida con la que, además, vas a purificar tu organismo, eliminar toxinas, renovar tu energía y vitalidad, mejorar tus emociones, reforzar tu sistema inmunitario y hasta rejuvenecer tu piel dotándola de un aspecto terso y radiante.

Sea cual sea su tendencia, estos nuevos gurús de la depuración nutricional coinciden en que los alimentos procesados nos engordan y enferman. Paleos, alcalinos, détox o seguidores de la «comida limpia» están de acuerdo en deshacerse de los alimentos que han sido manipulados por la industria. Es un mensaje sencillo, directo, de los que calan en la mente de la gente. La creencia de que estamos perdiendo la salud por la pésima dieta que llevamos es muy atractiva para justificar en algunos casos la infelicidad.

Otra de las creencias que lanzan estos gurús a sus fans es que el antídoto de los alimentos procesados es la comida de la abuela. Dicen que hay que cocinar con ingredientes auténticos, sentarnos en torno a una mesa para degustar la comida casera como en los tiempos felices de nuestras abuelas en que toda la comida era de proximidad y de temporada.

Su propuesta es volver a entrar en la cocina y cocinar la comida desde el primer ingrediente. Seamos honestos. Nuestras abuelas cocinaban con productos vegetales de proximidad y de temporada por necesidad, porque eran de los únicos alimentos de que disponían. Otras opciones eran caras y la inmensa mayoría de la gente no podía permitírselas cada día. Solo se comía carne y dulces en ocasiones señaladas. Lo que sobraba era tiempo.

Las abuelas probablemente ya no están. ¿Quién se supone que asumiría ese trabajo? Sinceramente, ¿cuántos de nosotros en el mundo de hoy estamos dispuestos a hacer ese esfuerzo? Que cada uno se conteste. Pero si en el trasfondo de la crítica extrema a los alimentos procesados se está pidiendo que la mujer vuelva a la cocina para preparar la comida como lo hacían nuestras abuelas y nuestras madres, creo que es algo que no se va a producir.

La industria alimentaria ha ayudado a que las personas que se encargan de esa tarea en la casas inviertan menos tiempo en la cocina. Crear menús desde cero para toda la familia que sean variados, sanos, apetitosos y también económicos, requiere tanto esfuerzo mental y tanta dedicación que la mujer o el hombre actuales no están dispuestos a asumir, al menos no todo el tiempo.

Convertir la comida de la abuela en el símbolo de la comida sana marca unas expectativas tan irreales que suele producir el efecto contrario. Si abogamos por las legumbres como plato saludable, pero tienen que hacerse con mucho tiempo de remojo y a fuego lento, y rechazamos algunas opciones cocidas del supermercado que son perfectamente consumibles —y, además, son asequibles—, conseguiremos que nadie coma legumbres, ni las de la abuela, ni las precocinadas. Se saltarán la recomendación nutricional de comer legumbres y tomarán otro plato, casi con toda seguridad menos saludable. Cuando las recomendaciones de salud se quedan a tanta distancia de la vida real de las personas, les generamos mala conciencia y una gran tensión. Es más probable que tras una dura jornada laboral ni siquiera pisen la cocina y acaben cenando en un restaurante de comida rápida una hamburguesa y refresco de cola —de cuyo sabor no se cansan como hemos visto—, disfrutando de sus hijos a los que no han visto en todo el día.

¿La naturaleza sabe alimentarnos?

Otra creencia que tiene cada vez más seguidores en el mundo de las dietas restrictivas es la nostalgia de un pasado donde todo era puro y armonioso, frente a la industria y la contaminación modernas. Si la naturaleza ha sido capaz de crear un ser tan prodigioso como el ser humano, debe saber mejor que nosotros qué nos conviene a la hora de alimentarnos. Este mensaje cala porque va a favor de la tendencia a creer en la sabiduría de la naturaleza y de paso estimula el ego. El sentimiento de lo puro apela a nuestros instintos más básicos, a la repugnancia visceral a ingerir algo que nos parece antinatural, y al miedo de que estemos contaminando el organismo.

Como hemos visto, cuando el cerebro rechaza un alimento lo hace basándose en hechos. No le gusta su aspecto o su olor, y sobre todo no le gusta su sabor. Pone mucha cautela en diferenciar el sabor porque un error de reconocimiento puede resultar fatal.

— El sabor dulce es muy bien aceptado porque el azúcar y los carbohidratos nos proporcionarán energía.

— Los sabores amargos tienen más que ver con alimentos que contienen sustancias tóxicas.
— Los sabores ácidos pueden significar que el alimento está contaminado por gérmenes y su estado es más que dudoso.

A veces, los sabores ácidos y amargos sufren un rechazo visceral que puede durar toda la vida.

Nos prevenimos contra los aditivos alimentarios y los medicamentos, a pesar de estar sometidos a controles de seguridad. Sin embargo, esta idea no está basada en las experiencias del cerebro que ha generado una repugnancia instintiva a ciertos sabores u olores. No es más que otra creencia surgida de la idealización de la pureza de lo natural. Es curioso cómo funciona la mente en estos casos. Si nos dicen que un fármaco está extraído de una planta, o lo venden en un herbolario, lo aceptamos mejor que si proviene de un laboratorio. Cuando nos dicen que un producto está enriquecido con calcio procedente de la leche nos gusta más que si la fuente de calcio es una pastilla. Calcio es calcio, no hay diferencia. No nos engañemos con lo natural. Hasta el agua y la sal que consumimos están procesadas y purificadas.

Solo como alimentos que los cazadores-recolectores fueran capaces de identificar.

Quiero desmontar las creencias no científicas del movimiento paleo porque, en sus diferentes versiones, es la dieta restrictiva que actualmente cuenta con más seguidores en el mundo.

Millones de personas han encontrado su paraíso perdido nutricional viajando más de diez mil años atrás en el tiempo, hasta la época paleolítica de los primitivos cazadores-recolectores. Un momento de la historia donde —según sus creencias— la dieta era casi perfecta.

Argumentan que los humanos de entonces eran musculosos, estilizados y no sufrían las enfermedades del progreso. Comían principalmente carne, semillas, frutas y tubérculos. Era una época sin agricultura, ni harinas refinadas, ni granjas, ni leche que no fuera la materna. No se conocían los azúcares añadidos, ni los aditivos químicos, ni las multinacionales de la alimentación, ni los ultraprocesados y tampoco la obesidad.

Lo de no comer ningún alimento que los primitivos cazadores-recolectores no hubieran sido capaces de identificar es la gran regla paleo. Me gustaría ver las caras de una familia de entonces comprando frutas y verduras en un supermercado de hoy. Probablemente no serían capaces de identificar los plátanos, las uvas o las naranjas sin pepitas. Tampoco reconocerían los enormes fresones como parientes de sus fresas salvajes. Sus manzanas eran enanas con respecto a las de ahora. Seguramente rechazarían nuestras berenjenas, sandías y berzas porque sus versiones silvestres eran amargas o venenosas.

Cuando comenzó a desarrollarse la agricultura, la dieta humana cambió radicalmente en muy poco tiempo. Empezamos a consumir cereales, lácteos y legumbres, alimentos para los que —según los postulados paleo— no estábamos preparados genéticamente y por eso hoy tendemos a la obesidad.

En consecuencia con sus ideas, los seguidores de esta dieta proponen consumir solo los alimentos que había en la dieta de los cazadores-recolectores del Paleolítico, para los que estamos genéticamente adaptados. Los alimentos permitidos son carne, frutas, pescado, marisco, huevos, verduras, frutos secos, semillas y algunos tipos de grasas —mucho mejor si son de cultivo ecológico—. Se prescinde de lo agrícola, los cereales, las legumbres, los lácteos, el azúcar, los procesados, la sal y los aceites refinados. El problema de base en su argumento es que la evolución no se detiene en ningún punto concreto de la historia. En ciencia, las cosas no funcionan así.

> La creencia en una dieta a la que estamos genéticamente adaptados no se sostiene.

Hace doscientos millones de años los primeros animales mamíferos aparecen en la Tierra. Surge la leche como alimento materno. Tras el nacimiento y la lactancia, la madre desteta a la cría para introducirla en la alimentación propia de su especie. Ya no tomará más leche en su vida. En su desarrollo irá perdiendo la tolerancia a la lactosa, el principal azúcar de la leche, porque deja de producir la enzima lactasa que hace que esta sea digerible en el intestino. Pues bien, una mutación genética ocurrida hace entre diez y veinte mil años —en plena época del paraíso paleo— favoreció la persistencia de la enzima lactasa en humanos adultos. En poblaciones que aprendieron a domesticar ganado y a beber leche no elaborada, esta mutación hizo que la toleraran y permitió que tuvieran más hijos supervivientes.

La evolución no necesita grandes periodos de tiempo para actuar. Este relato de cómo la leche se introdujo recientemente en nuestra dieta por la activación del gen que nos hace tolerantes a la lactosa es algo que los defensores de la dieta paleo prefieren ignorar.

Esta dieta prescinde de fuentes importantes de carbohidratos porque son productos de la dieta agrícola. No tiene lógica que el humano del Paleolítico siguiera una dieta baja en carbohidratos con las elevadas cantidades de glucosa que requiere una actividad física intensa y constante como cazar y recolectar.

Recientes hallazgos fósiles contradicen esa idea. Hace catorce mil cuatrocientos años, grupos de cazadores y recolectores del noreste de Jordania elaboraron los primeros panes de la humanidad con trigo silvestre, según los resultados de un equipo de investigadores de la Universidad de Copenhague y la Universidad de Cambridge, publicados en 2018. A pesar de las limitaciones marcadas por los genes, nuestra especie es extraordinariamente adaptable a diferentes climas y dietas. El secreto radica en que hacemos una compensación cultural de las carencias nutricionales.

Necesitamos tomar vitamina C. Una dieta variada de frutas y verduras nos asegura el aporte adecuado para mantenernos saludables. Los esquimales, que no tienen vegetales frescos disponibles en un clima polar, no comen cinco raciones de fruta y verdura diarias. Por cultura, comen carne cruda porque es su fuente de vitamina C.

Los humanos hemos demostrado que podemos comer casi cualquier cosa y sobrevivir casi en cualquier lugar. Esta adaptabilidad fue especialmente evidente durante el Paleolítico, una época donde se conquistaron grandes zonas del planeta, por eso no tiene sentido que hubiera una dieta única para toda la especie.

> Es más fácil creer en una dieta para adelgazar
> que encierra un secreto ancestral.

En algunas versiones paleo solo se pueden comer alimentos declarados «compatibles» con la dieta que venden distribuidores autorizados. Esta dieta tiene fines comerciales y no es esa filosofía de vida que nos quieren hacer creer. Si algo sabemos de los humanos del Paleolítico es que en su forma de pensar no entraba la idea de alimentarse para bajar de peso. La paleo no es más que otra dieta con normas y restricciones para adelgazar. Pero no adelgazas por la sincronización nutricional con los genes paleolíticos, sino por la misma razón que se puede perder peso con casi cualquier dieta que restrinja alimentos: porque reducen sustancialmente las calorías diarias que tomas.

Que la dieta paleo funcione para adelgazar en algunas personas no quiere decir que sea saludable como plan de alimentación, ni un modelo de dieta equilibrada, ni la prueba de la inadaptación de nuestros genes a algunos alimentos, ni nada por el estilo. El único motivo de que esta dieta y sus diferentes versiones tengan más éxito que otras, es que su premisa inventada tiene una narrativa más vistosa, que la hace parecer más verosímil entre sus seguidores. La creencia se hace más fuerte cuando la historia trasmite épica —cazadores-recolectores esbeltos libres de enfermedades— o encierra un secreto ancestral —sincronización con los genes paleolíticos—, aunque no se trate más que de una ficción que nos gusta compartir en grupo.

Lo compruebo a diario. Cuando nos alimentamos con creencias no científicas y dietas extremas, el precio que se paga es muy alto. Si una dieta no ha funcionado como esperábamos y los resultados de esa elección nutricional son negativos nos sentimos inclinados a seguir otras opciones más arriesgadas. La mente funciona así. Como lo que hemos obtenido de entrada con dietas tan erróneas y desmontables como la paleo es nada, estamos tentados de justificar este error duplicando las apuestas y hacer otra dieta aún más extrema.

Desde el punto de vista psicológico, una vez que hemos incurrido en la primera negación de la realidad con una falsa creencia, la tendencia es reafirmarla. Entramos en una vorágine donde se van creando unas condiciones de tensión que cambia la manera en que tomamos las decisiones en relación con la comida. Nos desesperamos, y dejamos el control al cerebro instintivo que nos hace creer en casi cualquier cosa que nos prometa adelgazar.

2
Nuevas formas de comer

En una radiografía actualizada del consumo de los españoles se destaca que más del 20 por 100 de los alimentos corresponden ya a comida ultraprocesada. Aunque el 86 por 100 de los encuestados manifiestan que comen platos caseros, algunas respuestas entran en contradicción con los hábitos alimenticios que muestran los estudios de consumo.

Por mucho que me digan que algo es sano, yo no lo llevo a casa si no le gusta a mi familia.

Comer bien sigue estando asociado todavía a comer rico más que a comer sano. Si no les gusta el sabor de un alimento no lo llevan a casa aunque sepan que es saludable. En los últimos años ha aumentado el consumo de alimentos ultraprocesados como bollería industrial, carnes procesadas, precocinados y aperitivos, y han descendido proporcionalmente alimentos más sanos como frutas y verduras.

Valoramos la salud a la hora de elegir los alimentos, pero no es la única razón ni la más decisiva. Aunque no es un problema exclusivamente de información. Bastantes personas saben en qué consiste un buen desayuno, pero a la vez reconocen que no lo hacen por falta de tiempo para prepararlo o porque no son capaces de hacer una comida fuerte a esas horas de la mañana. Un desayuno que suele ser bastante habitual todavía son galletas, bollería o algún tipo de dulce industrial, acompañados de café con leche. En muchos casos es la comida más ligera de las tres principales, lo que casi obliga a picar entre horas a las personas que comen tarde.

La tendencia de la comida principal de mediodía es que los tres platos se concentren en dos. Algunos de los alimentos frescos tradicionales como carnes y pescados, con múltiples recetas de preparación, se van sustituyendo por otras alternativas más procesadas y más calóricas, acompañados de patatas fritas o ensalada como guarnición. El pollo deja paso en el plato a las salchichas, el filete de ternera a las hamburguesas y el lomo de cerdo a los empanados precocinados, tipo sanjacobo. Se mantienen los platos tradicionales como paella o fabada, que con un postre como flan, natillas, zumo, u otros con más calorías, tipo helado o tarta, componen esta comida.

La cena también tiende a concentrarse en un solo plato. La gente soluciona las cenas domésticas comiendo «cualquier cosa». Las preferencias son algún alimento fácil de preparar, que haga bien la digestión, y que no sea ni demasiado fuerte ni en mucha cantidad. La fruta es lo más habitual, por delante de las ensaladas y la verdura cocida. Pero también están presentes a esta hora del día alimentos y comidas más calóricas, como queso, embutidos, bocadillos, platos preparados y comida a domicilio.

Las comidas realizadas entre horas son bastante frecuentes en España. Almuerzo de media mañana, merienda, tapeo, aperitivo, picoteo, merienda-cena. Aunque en la percepción de la gente estas pequeñas comidas son negativas para la salud, la realidad es que buena parte de la población come entre horas de forma habitual. Los alimentos más consumidos como aperitivos o picoteo son las patatas fritas, otros *snacks* similares y los frutos secos.

Tapear se percibe de forma diferente a picar entre horas. Las tapas se toman siempre fuera de casa, antes de la comida o de la cena. En ocasiones pueden sustituir a una de esas comidas, pero en la práctica suelen convertirse en un picoteo previo para luego sentarse a la mesa y comer «en condiciones», con lo que se ingieren más calorías en cada comida.

ESPAÑA «HA ENGORDADO» DURANTE LA CRISIS ECONÓMICA

La obesidad aumentó cuatro puntos en España entre 2005 y 2016. Ha pasado del 16 al 20 por 100. El norte, con Asturias y Galicia, lidera las estadísticas de un problema de salud en el que solían destacar Canarias y Andalucía. Son datos del avance del estudio *Epidemiología de la obesidad en España,* presentado en 2018.

Entre los factores que influyen en el incremento de la obesidad en nuestro país están los relacionados con el repunte del paro y el empobrecimiento provocados por la recesión económica. Menos empleo también implica menos actividad física y menos recursos disponibles. «En ese caldo de cultivo de sedentarismo e ingresos familiares escasos suele ganar "la comida chatarra", más barata que los productos frescos de temporada propios de la cocina tradicional», se señala en la presentación del informe.

Un buen momento para aclarar cosas. A veces, en los mensajes de los expertos en salud nutricional, se deslizan términos como «productos de temporada», «alimentos de proximidad», «cocina tradicional» o «cocina casera» que, por contraste, devalúan otra comida más corriente pero apta para un consumo saludable, e instalan la idea de que comer sano es caro.

Hablo con frecuencia con personas que tienen muy arraigada esta creencia de que comer sano no está económicamente a su alcance, y que esa es la causa de su obesidad. Es hora de que los expertos rompamos algunos clichés en nuestros discursos que confunden a la gente y la aleja de una buena alimentación.

Es justo aclarar que buena parte de la cocina tradicional nace de la necesidad de una época donde había pocos recursos disponibles y se comía poco. Una época en la que no existía la cadena del frío y no se podían almacenar alimentos como leche, carne o huevos, donde escaseaba la fruta fresca y la verdura, si no era la temporada del año en que se cosechaba. Algunos productos no se podían adquirir durante meses. La base de la alimentación era, sobre todo, pan, legumbres y algo de carne. Exprimir naranjas para el zumo del desayuno era impensable porque no era un producto de proximidad en la mayor parte de España. Son épocas distintas, con circunstancias distintas. Son épocas que no se pueden comparar, y menos para realzar el valor de lo tradicional frente a lo moderno. Así no ayudamos a la gente que nos necesita.

La cuestión es, ¿dejaremos de comprar alimentos procesados y ultraprocesados alguna vez? Sinceramente no lo creo. Durante miles de años el ser humano ha ido ganando tiempo a buscar la comida, prepararla y comerla, para emplearlo en otras actividades que en ese momento nos parecen más satisfactorias. Esa sensación de libertad y aprovechamiento del tiempo libre que disfrutamos en la actualidad no tiene vuelta atrás. Lo que sí creo es que los fabricantes de comida procesada y los distribuidores tienen que ayudarnos a mejorar lo que comemos.

Hay que trabajar con la industria alimentaria para que reduzca en origen la carga de azúcar, sal y grasas. En esta opinión coinciden muchos expertos en salud nutricional. Ese cambio generaría una mayor cantidad de opciones sanas en el supermercado. La comida fabricada suele llevar más grasas, más sal y más azúcares que la casera, y también más conservantes para que dure mucho.

Cuando preparas la comida en casa, la gran diferencia es que tú manejas razonablemente la sal, el azúcar y las grasas según tu percepción del sabor y lo que consideras saludable. No le pones conservantes porque la fecha de caducidad también la fijas tú.

Cuando hablamos de salud nutricional, solemos dejar de lado a la industria, como si no hubiera nadie al otro lado del mostrador de la tienda. Creo que los fabricantes y distribuidores de alimentos se tienen que comprometer mucho más con la sociedad. Tenemos que lograr acuerdos a cambio de que nos digan la verdad, de que haya más transparencia sobre lo que fabrican, de que no generen en la gente sentimientos de culpa por no consumir sus productos, y de que no nos abrumen con más presión publicitaria. Y también exigiéndoles que paguen por los excesos que ponen en riesgo la salud nutricional de los ciudadanos.

3
La presión social por estar delgado y la culpa por comer

Amenazados por el sobrepeso y la obesidad

Tuit de un bloguero mediático el verano pasado desde la playa: «Gente, esto de la playa empieza a ser desconcertante. Estáis muy gordos/as. Menos azúcar y menos carbohidratos. No es tan difícil. Sobre todo, menos azúcar. Un poco de responsabilidad, que la sanidad la pagamos todos. Y no es por la estética de la cosa. Es por dentro el tema». Las redes sociales comenzaron a agitarse inmediatamente por este tuit.

Todo lo que rodea a la comida, la nutrición, el adelgazamiento y la imagen corporal nos preocupa, nos atrapa, como si de ello dependiera la felicidad. Nos inquieta ver el exceso de peso en las redes, en la calle, en el trabajo, o cómo afecta a nuestros amigos. Buscamos soluciones claras y sencillas, pero no las tenemos. Nadie conoce bien las causas profundas de esta epidemia. Nadie sabe cómo acabar con ella a escala global. Los expertos en epidemiología de la obesidad coinciden en que el mejor escenario para controlar la enfermedad es que no se produzca, es decir, la mejor solución es la prevención, porque cuando se instaura es un problema de difícil solución.

Los modernos gurús de la depuración nutricional ya han encontrado un culpable. El veneno adictivo que nos hace engordar es el azúcar y sus cómplices los carbohidratos.

> Es imposible dejar el azúcar del todo
> porque ninguna dieta es absolutamente sin azúcar.

Desde un punto de vista biológico, sin glucosa no se puede vivir. Pero no porque sea una droga, sino porque supone la fuente de energía esencial con que trabajan las células. Los azúcares y carbohidratos están naturalmente en casi todos los alimentos no procesados como frutas, verduras, legumbres, cereales y leche.

Lo cierto es que consumimos demasiado azúcar añadido. La Organización Mundial de la Salud (OMS) recomienda no sobrepasar en nuestra dieta el 5 por 100 de calorías procedentes del azúcar añadido. Los adultos duplicamos lo recomendado y los niños lo triplican. Opino que es imprescindible hacer más campañas para limitar el consumo de productos ricos en azúcar añadido, y altamente calóricos.

En algunos países se ha visto que hay correlación de cifras entre el aumento del consumo de azúcar y el aumento de la obesidad, pero en otros no se produce esta relación. En España ha descendido en los últimos años el consumo de pan, que son carbohidratos, y, sin embargo, se ha incrementado el sobrepeso y la obesidad. Que haya conexión no quiere decir que sea la causa.

El problema es utilizar un lenguaje en el que «todo vale» como en el caso del azúcar. El mensaje del tuit se repite como un mantra en muchos foros: «Los obesos están así porque no paran de comer. Sus excesos nos cuestan a todos miles de millones. La sanidad pública no debería cubrir sus problemas». No hay colectivo de salud del que hablemos en estos términos. En otros grupos sociales este lenguaje que se utiliza contra la obesidad sería inaceptable. La discriminación, asociando aspecto físico y personalidad débil, es similar a la que se hace por razón de género. La gente se echaría a la calle si se hablara en esos términos sobre el color de la piel o la identidad sexual.

La «obesofobia» engendra más obesidad

Cuando se abre una brecha entre el peso medio de la población de un país y el considerado como el adecuado para la salud, se genera más presión social por adelgazar. Esta grieta va en aumento en casi todos los países económicamente desarrollados, generando sobre la gente una presión insoportable. Tan alta es la percepción en el mundo de que la obesidad es el gran problema de salud de nuestro tiempo, que algunos medios de comunicación son reacios a publicar críticas contra los gurús de la depuración nutricional y las dietas extremas, aunque son conscientes de que sus mensajes no tienen ninguna base científica.

La obesidad y el sobrepeso afectan a individuos, no es un trastorno colectivo. Su aumento en el mundo no ha sido de manera uniforme en todos los países y no impacta por igual en todos los segmentos de la población. Las grandes cifras agrupadas de las encuestas nos trasmiten la falsa impresión de que hablamos de un numeroso grupo social, pero en realidad hablamos de un gran número de personas con el vínculo común de que su peso está por encima de lo establecido como médicamente saludable.

Hay que tener presente que el ambiente obesogénico no solo se refiere a vivir inmersos en un entorno que favorece un estilo de vida inadecuado o a la disponibilidad casi ilimitada de alimentos, también es ambiente obesogénico un discurso contra la obesidad lleno de recriminación, culpa y vergüenza. Esto se nos está yendo de las manos. La obesidad sigue aumentando en el mundo y se produce una actitud cada vez más agresiva de la sociedad contra ella. Es preciso apelar a los medios de comunicación, a los líderes de opinión, a los *influencers* de las redes sociales, a los famosos, a los profesionales de la salud, por supuesto a los que hacen política y a todos los ciudadanos para que nos aliemos en cambiar esta actitud contra las personas que sufren exceso de peso si queremos de verdad que la obesidad retroceda.

> El exceso de peso
> se percibe mejor en los demás que en uno mismo.

En una encuesta de la Sociedad Española para el Estudio de la Obesidad (SEEDO), de 2017, se preguntó por la percepción que tienen los españoles sobre su peso corporal. Se llegó a una conclusión ciertamente asombrosa. Casi todos los encuestados se veían más delgados de lo que realmente estaban cuando se subían a la báscula. En el informe «Stop Obesidad. El exceso de peso y las dietas en España», realizada por Vivaz, en 2018, ocho de cada diez españoles con obesidad no reconoce serlo. Estos resultados sobre la baja percepción que tiene de su obesidad la persona que la sufre coinciden con estudios realizados en otros países. Entre los que solo tienen sobrepeso, siete de cada diez no reconoce el problema. Sorprendentemente, un 20 por 100 piensa incluso que su peso es bajo.

En la población con peso normal, una de cada cuatro personas picotea de forma habitual. Las que sufren obesidad lo hace el doble, una de cada dos. Una persona con obesidad puede llegar a comer entre horas veinte veces al día, optando casi siempre por productos densamente energéticos. Se comprueba así que esta tendencia al picoteo es un hábito asociado a una alimentación sin control. Pero los resultados nos vuelven a sorprender cuando se comparan grupos con distinto peso. ¡El grupo con sobrepeso declara picotear la mitad de veces que el grupo de bajo peso —un peso por debajo de lo normal—! Los datos de estos estudios alertan también sobre una falta de autopercepción del comportamiento en relación con la comida en las personas que sufren exceso de peso, y ponen de manifiesto cierta ausencia de conciencia de que tienen un problema de salud, ya que más de la mitad de los encuestados no cree estar en riesgo de sufrir enfermedades como diabetes, hipertensión o problemas coronarios por esta causa.

Los obesos no suelen consultar al médico por su sobrepeso, sino por otro problema derivado. Como no son conscientes de sufrir una enfermedad en la que tengan que buscar ayuda profesional inmediata, no dan ese primer paso y no podemos comenzar a tratarlos en fases tempranas.

Este hecho concuerda con los datos del informe «Stop obesidad. El exceso de peso y las dietas en España». Más de dos millones de españoles con exceso de peso confiesan que consumen medicamentos sin receta médica para adelgazar rápidamente y sin demasiados sacrificios. Los suelen comprar en herbolarios, webs de nutrición y apps de compraventa rápida. Además, consumen por su cuenta sustitutivos de las comidas como barritas energéticas y batidos. En cuanto a las dietas restrictivas o dietas milagro, casi cuatro millones de españoles con sobrepeso las han hecho en alguna ocasión sin control médico.

> Las mujeres españolas son más autocríticas que los hombres con el exceso de peso.

En España, el 60 por 100 de la población tiene sobrepeso u obesidad. Las españolas de mayor edad son las que se perciben como más obesas. Desempeñan trabajos sedentarios, principalmente en oficinas, y, por lo general, están a disgusto con su peso.

El porcentaje de hombres con sobrepeso que le restan importancia al problema y creen estar «en plena forma», o solo con algunos kilos de más, duplica al de mujeres. Por el contrario, las mujeres duplican en porcentaje a los hombres cuando declaran que su estado físico les ha perjudicado en su vida social y en el plano laboral. Definen los prejuicios sobre el exceso de peso como una forma de presión indirecta para ellas, especialmente en temas como la moda, la imagen o el bienestar.

Una persona delgada tiene el doble de posibilidades de obtener una entrevista de trabajo que un obeso con la misma cualificación, y tres veces más posibilidades para conseguir puestos de cara al público, especialmente las mujeres. También las mujeres duplican a los hombres a la hora de seguir dietas extremas varias veces al año. Las de edades comprendidas entre treinta y cinco y cuarenta y cuatro años son las que más se ponen a dieta. La falta de compromiso, un bajo estado anímico, la falta de ejercicio y la vida social son los motivos que declaran las personas que abandonan una dieta antes de alcanzar su objetivo.

El barómetro juvenil de la Fundación de Ayuda contra la Drogadicción (FAD), realizado en 2018, confirma que cuatro de cada diez españolas de entre quince y veintinueve años ha seguido alguna vez una dieta de adelgazamiento, y una de esas cuatro ha realizado al menos cinco dietas a lo largo de su vida.

Cuando se pregunta a los jóvenes si están contentos con su imagen corporal, a la mayoría les gustaría pesar menos, pese a que el sobrepeso afecta solo al 5 por 100. El principal motivo para perder peso es por estética, no por salud.

El mundo está tan preocupado por la obesidad que da menos importancia a los trastornos de la conducta alimentaria. Los afectados por estos desórdenes tienen la sensación de que si actúan contra las reglas —aunque racionalmente saben que no es así—, perderán el control de su vida, y que el mundo se vendrá abajo. No pueden evitar sentirse mal, culpables y avergonzados si toman comida normal sin medir las raciones, sin seguir una «dieta limpia». Muchas de estas personas no prueban el azúcar, ni los carbohidratos, ni el gluten, ni los lácteos, tampoco la carne. Las dietas restrictivas de los modernos gurús de la depuración nutricional y las reglas estrictas de alimentos buenos y malos son muy atractivas para ellas. Una de cada cuatro personas que sigue dietas restrictivas desarrolla un trastorno alimentario.

La anorexia, la bulimia y los trastornos por atracón afectan más a mujeres jóvenes. Cuando una joven se somete a dietas extremas durante meses sin control médico, su organismo pierde masa grasa y músculo. Sus sistemas hormonales inhiben la función ovárica porque interpretan que esa mujer está en un periodo de privación de alimentos. Suspenden temporalmente la reproducción como mecanismo protector y se retira la menstruación. Se desencadena el desorden hormonal de la anorexia porque esos cambios en la grasa corporal se cronifican.

Los hombres desarrollan anorexia en menor proporción, y probablemente se deba a la presión social por estar delgado.

La mente se defiende de la culpa con creencias rígidas y autoengaño

En las personas con obesidad la culpa o la vergüenza pueden esconderse detrás de esa percepción disminuida sobre su peso real. Su mente se defiende de la culpa mediante el olvido del hecho, la minimización de los daños de salud que le causa y la autojustificación. Se generan creencias rígidas y mucho autoengaño —«Creo que no como tanto para estar así», «Engordo porque mi metabolismo es lento», «Mi obesidad es genética»—. A veces, estos argumentos pasan de ser utilizados como simples excusas a instalarse como creencias peligrosas y limitantes —«Para estar así, prefiero no vivir»—.

La primera actitud terapéutica en pacientes con sobrepeso debe ser modificar estas creencias o por lo menos flexibilizarlas. Hay que trabajar inicialmente con la persona para cambiar: «El sobrepeso es lo peor que me puede pasar en la vida», por esta otra creencia menos rígida: «El sobrepeso es una de las peores cosas que me están pasando en la vida y con ayuda creo que puedo superarlo».

La culpa no es una emoción básica como el miedo, la alegría o la ira. Es un sentimiento elaborado socialmente a base de emoción y pensamiento que suele cristalizar en una creencia de tipo moral. En ocasiones, la culpa y la vergüenza se conectan con nuestra conciencia y mostramos el rostro ruborizado. Mientras que la culpa aparece ante el daño causado a otro o a uno mismo, la vergüenza se siente cuando nos damos cuenta de que somos incapaces de algo que deberíamos saber o poder hacer.

> Hay personas que confunden culpa y vergüenza, incrementando su malestar emocional, al mezclar ambos sentimientos.

A medida que desactivamos el autoengaño y vamos siendo más conscientes de nuestro estado, sustituimos la culpa por responsabilidad. La culpa es vivida como una ruptura con el mundo, sin embargo, la responsabilidad nos reconecta con él para tomar mejores decisiones de salud y modificar la relación con la comida.

Cuando leo lo que se discute en redes por personas desesperadas por conseguir ayuda para adelgazar, detecto bastantes síntomas asociados a la depresión. La actitud poco comprensiva de la sociedad ante la enfermedad mental genera una gran culpa a quien la sufre y a su entorno familiar. Los *influencers* y gurús de la depuración nutricional deberían tener consideración con estas personas vulnerables, a veces incapaces de aceptar la enfermedad que está en el fondo de su infelicidad, antes de recomendarles una dieta paleo, détox o alcalina. Con ello reforzarán su relación irreal con la alimentación, abrirán las puertas a otros trastornos y les generarán más fracaso y frustración del que ya sienten. Las personas desesperadas tienden a exponerse más frecuentemente a situaciones de peligro.

4
DISFRUTAR DE LA COMIDA SIN AUTOENGAÑARSE

Las personas somos tremendamente susceptibles a las acciones y opiniones de los demás. Nos pueden afectar psicológicamente de un modo insospechado y profundo, restándonos autoestima y felicidad.

> Nos autoengañamos para parecer mejores a nuestros ojos y a los ojos de los demás.

La sensación de felicidad forma parte de nuestra salud mental y nos apresuramos a defenderla. En todos los grupos humanos hay tramposos, personas que no cooperan, que no devuelven lo que reciben y explotan las relaciones mutuas en su propio beneficio.

Es muy posible que para reducir el grado de conflicto en las relaciones humanas haya surgido el autoengaño. Podría ser que la felicidad, el optimismo y la sensación de autoconfianza se deban a esa actitud de parecer mejores ante los demás.

> Cuando una parte de la verdad se queda en el inconsciente, el cerebro trabaja de forma más eficaz porque ignora la contradicción que crea conflicto, es decir, lo libera de la carga mental. Otras veces el autoengaño proporciona una defensa fácil contra las acusaciones. Cuando te dices: «No tenía conciencia de que estaba comiendo tanto», estás diciendo: como no tenía conciencia, no ha sido intencionado.

El autoengaño nos ofrece ventajas transitorias para no sentirnos mal. Sin embargo, nos autoengañamos hasta un límite. Existe un centro de la sensatez en la mente que nos dice hasta dónde podemos llegar con esa estrategia sin quedarnos totalmente fuera de la realidad.

El autoengaño pasa casi inadvertido para la conciencia. En la mayoría de las ocasiones no somos conscientes de que está ocurriendo. Para reducir el malestar que sentimos ante una contradicción, a menudo distorsionamos las pruebas negativas para que no sea necesario que cambiemos de opinión. No nos gusta cambiar de parecer. No se sabe bien por qué las cosas suceden de esa manera.

Efecto placebo, un autoengaño beneficioso

En medicina utilizamos el efecto placebo con fines terapéuticos. Cuando hay dolor, la creencia en algunas personas de que han recibido un tratamiento para combatirlo activa la producción de endorfinas, que son las que realmente calman el dolor.

Si el cerebro presiente una mejoría por la toma de una determinada pastilla, el organismo aprovecha esta previsión para mejorar su estado. La acción de un medicamento es el promedio del efecto real y el recuerdo de la mejoría producida en ocasiones anteriores. El recuerdo del efecto está asociado a un fármaco determinado. Si cambia el nombre de las pastillas, puede variar el resultado precisamente porque se modifican tus expectativas para ese medicamento que no conoces.

Lo vemos a diario. La gente en la farmacia rechaza los cambios en sus medicamentos, aunque su médico le explique que se trata de la misma dosis y del mismo principio activo.

El efecto placebo demuestra que las creencias pueden ser curativas, pero también que creer en algo falso puede ser perjudicial y contraproducente. Esta tendencia a autoengañarnos con fines positivos suele ser utilizada por otros en provecho propio. La industria del adelgazamiento, que genera un negocio enorme con pastillas y suplementos, sabe que sus productos se venden más cuando consiguen que la gente crea en ellos. El problema es que cuando desaparece el efecto placebo se produce en esas personas tal sensación de fracaso y frustración que se culpan por ello y se vienen abajo.

LAS PERSONAS DISFRUTAN MÁS DE LA COMIDA CUANDO NO SE AUTOENGAÑAN

En el tratamiento del sobrepeso, se van modificando las creencias limitantes y desactivando el autoengaño, a la vez que se trabaja con otros impulsos para modelar la conciencia. Se trata de fomentar la sensación de que lo que estamos haciendo tiene sentido y se dirige a una finalidad concreta. Se refuerzan las ilusiones que llegan con la motivación positiva para aumentar la adherencia al plan de alimentación y para disfrutar de la comida sin sentirse culpable.

El disfrute y la satisfacción son un punto clave del tratamiento. Cuando se aumenta la autoconfianza de estas personas, están más dispuestas a tener en cuenta la información negativa sobre sí mismas, levantan menos defensas y ponen menos excusas. A mayor autoestima, menos autoengaño. Quiero que veas algunos casos prácticos sobre la desactivación del autoengaño.

El sobrepeso acabará matándome, pero no puedo dejar de picotear a todas horas.

Esta es una contradicción que se puede resolver dejando de picotear. Pero, claro, el problema para esta persona es precisamente la dificultad que supone llevarlo a cabo. Entonces comienza a formularse una serie de justificaciones —«Picotear me ayuda a relajarme y evita que me deprima, que sería mucho peor»—. Así esquiva la culpa por comer a todas horas e incluso se aplaude porque se llega a convencer de que comiendo de esta manera está previniendo un mal aún mayor, que sería caer en una depresión.

Este caso es muy común entre las personas con sobrepeso. Se establece la creencia mágica de que si deja de comer perderá fuerzas, empeorará su salud y se deprimirá. Cuando se modifica la creencia y comprueban que no les ocurre nada malo, cambian su actitud, comienzan a disfrutar con una elección más ordenada de la comida y a ser disciplinados con el plan de alimentación.

Mi padre también tuvo un ictus. Esto es de familia y no tiene que ver con mi sobrepeso.

A veces los efectos perjudiciales de la obesidad ya se han producido. Entonces también hay dos opciones. La primera es justificarlo y autoengañarnos sobre los efectos de la obesidad con creencias de este tipo: «La diabetes que me ha provocado el sobrepeso es una enfermedad que hoy se controla muy bien y no tiene por qué limitar, ni incapacitar mi vida».

La segunda opción es aprender a convivir con la verdad. Asumir la responsabilidad del sobrepeso es sentir una culpa constante y una gran tensión que no estamos dispuestos a soportar, salvo que la admisión de la culpa tenga algún beneficio evidente para nosotros. Un ejemplo que viene al caso son los condenados a prisión. Admitirán su culpa si hay rebaja de pena. Pero en condenas a cadena perpetua, donde no van a sacar beneficio aunque asuman su culpa, se produce el efecto contrario. Justifican el hecho delictivo —«Lo volvería a hacer, es lo que se merecía»—. Racionalizan de esta forma algo que ha tenido consecuencias terribles, incluso para ellos mismos, pero que no puede modificarse porque el daño ya está hecho.

Estos casos donde el daño ya se ha producido son difíciles de tratar porque estas personas suelen alimentarse casi exclusivamente de su parte negativa. Se compadecen por lo que han perdido y no pueden recuperar. El problema es que con esa actitud pierden todavía más. Pueden sufrir un segundo ictus, por ejemplo. Por eso hay que cambiar de estrategia y trabajar también con la familia para que les hagan ver que esa «rebaja de pena» es la ventaja de disfrutar de una segunda oportunidad.

No quiero ir al médico por mi peso. Vaya que me descubra algo y me dé malas noticias.

Así evitamos activamente enterarnos de información negativa que se refiere a nosotros, en especial cuando creemos que no puede ayudarnos a reconducir la situación o cuando nos sentimos inseguros de alguna u otra forma. En esos casos, el autoengaño sirve para seguir manteniendo una imagen positiva de nosotros mismos. Es decir, si no voy al médico nadie me va a poner en evidencia por mi exceso de peso.

Este autoengaño es muy perjudicial para el paciente, porque cuando acude al médico a menudo no hay mucho que hacer, o es tremendamente complicado resolver el problema.

> Esa creencia errónea de «lo que no sé, no puede dañarme» es el enemigo número uno de la prevención.

Llevamos años para instalar en la población la opinión contraria —«Lo que no sé (de lo que no soy consciente) es precisamente lo que me está dañando»—. ¿A qué se debe esto? Aunque casi todos creamos tener una mente abierta, nos pasamos buena parte del tiempo censurando la información que recibimos.

Si vivo sin querer preocuparme por mi exceso de peso y me encuentro con un artículo que relativiza la importancia del sobrepeso en la salud, lo leeré con atención para confirmar mi opinión. Pero si trata sobre los peligros de la obesidad, en el mejor de los casos echaré una ojeada a ver qué dice.

Desde que era pequeño mi hijo siempre elige el bollo antes que la fruta para desayunar.

Si a un niño de cuatro años se le da a elegir entre un caramelo amarillo y uno rojo, y se decide por el primero, cuando se le pida una segunda elección entre uno rojo y otro azul, el niño desestimará de nuevo el rojo. ¿Por qué ocurre esto? Por coherencia, si ha rechazado una vez el rojo, lo hará por segunda vez.

Esto mismo ocurrirá cuando se le da a elegir libremente entre dos alimentos dulces como un bollo y una fruta. Si escoge el bollo y deja la fruta, es muy probable que la rechace también en la siguiente elección. Pero cuando la alternativa inicial de los caramelos la hacen la madre o el padre, ese hecho no tiene consecuencias en las elecciones posteriores del niño. Es probable que incluso opte por el caramelo que han elegido los padres porque quizá piense que es la mejor opción. Por eso es tan importante que la comida de los hijos pequeños la elijan los padres y no dejar que lo hagan ellos, para no condicionar negativamente su primera elección.

Veo a padres que se culpan por el sobrepeso de sus hijos, pero son incapaces de negarles sus caprichos a la hora de comer. Esta permisividad sin establecer límites los hace a todos infelices. En este caso hay que trabajar simultáneamente con los padres para aflorar esas creencias que impiden ordenar la alimentación de sus hijos.

En la vida diaria comprobamos esa fidelidad a la primera elección, en lo reacios que somos a veces en cambiar los alimentos que componen nuestra dieta. Nos cuesta mucho cambiar nuestra marca preferida, aunque tengamos información negativa sobre ella. Siempre tendemos a reafirmarnos por coherencia en la primera elección. Esto lo sabe el *marketing* alimentario. Por eso los fabricantes bombardean a los niños con la publicidad de sus productos. Compiten para ser elegidos los primeros.

La sopa era una birria, pero, total, por ese precio, qué esperábamos.

Si compramos comida envasada, preparada, precortada o precocinada sin probarla y cuando la llevamos a casa no nos gusta el sabor, está pasada de sal o tiene mucha grasa, hacemos lo posible para no parecer unos incautos ante nuestros ojos y los de los demás.

Como no podemos devolver la comida, racionalizamos la situación con creencias de este tipo: «Aunque el jamón estaba demasiado salado para mi hipertensión, no creo que por una vez me pase nada», «Traje esos bollos para salir del paso porque no hay nada para desayunar mañana».

Si llevamos comida a casa de un restaurante de comida rápida, que sabemos que no es saludable, también nos intentamos justificar —«Es que no tenía nada mejor a mano». «No he encontrado ningún sitio abierto a estas horas»—. Casi siempre caemos en nuestra propia trampa porque no es algo consciente. Esta actitud de autoengaño repercute negativamente sobre la salud a la hora de la compra.

En personas que quieren mejorar su alimentación es importante hacer conscientes estos comportamientos. No hay que improvisar la compra y hay que procurar adquirir comida que puedas probar antes. Porque una vez que has hecho una mala elección que no tiene vuelta atrás, te autoengañarás y es seguro que acabarás comiéndote «por coherencia» eso que no te conviene. Nos pasa a diario en reuniones familiares o fiestas con los amigos: con tal de no quedar mal ante los demás, tragamos con cualquier cosa sin disfrutar de ello a sabiendas de que nos está sentando mal. Esa no es una buena decisión cuando se tienen problemas de peso, diabetes o hipertensión.

En realidad hemos tenido suerte, no hemos esperado tanto como otros para entrar.

Nos dicen que hay esperar más de media hora para cenar en el restaurante si no se ha hecho reserva. Decidimos quedarnos y aguardar nuestro turno. Cuando nos traen la comida observamos que no es nada del otro mundo, y además está cocinada con mucha grasa y mucha sal. En este caso hemos invertido gran esfuerzo en una acción incómoda. Hemos esperado mucho tiempo en una larga cola, y la comida ya está en la mesa. El coste de esa acción incómoda ya se ha pagado y no se puede recuperar.

Para reducir la tensión que nos produce esta situación tendemos a recuperar psicológicamente el esfuerzo invertido creándonos la ilusión de que el coste no ha sido tan alto. O verbalizamos la creencia de que el beneficio ha sido mayor —«La relación calidad precio de este sitio es bastante razonable»—. Esto se explica por la necesidad de justificar *a posteriori* nuestras decisiones. Pero lo cierto es que la comida no nos ha gustado nada.

Este caso es muy habitual en personas con sobrepeso que tienen mucha vida social. El trabajo con ellos consiste en hacer consciente su comportamiento y favorecer la autoconfianza para que coman en cada momento exclusivamente lo que les apetece comer, sin plegarse a los convencionalismos sociales que les perjudican.

Uno de estos pacientes que seguía un plan de alimentación para tratar su sobrepeso tuvo que enfrentarse a un banquete de boda. La autoconfianza adquirida le llevó a pedir a la cocina del restaurante exactamente lo que quería comer en ese momento: una tortilla francesa con unas rodajas de tomate. Recibió presiones, claro. Fue la «comidilla» de la celebración, pero lo soportó.

Creía que no iba a acordarme de cocinar, pero me lucí con la cena.

En algunos casos de autoengaño se «mejoran» los recuerdos para que nos favorezcan más.

A uno de estos pacientes le pregunté si sabía cocinar. Sus respuestas fueron de este tenor:

—Se me ha olvidado. Hace mucho tiempo que no me meto en la cocina. Ahora solo sería capaz de hacer algún plato sencillo.

Entonces le propuse como ejercicio que cocinara un par de veces para su familia y sus amigos. Antes de preparar la primera cena en casa después de no hacerlo en mucho tiempo, recordó a todos los asistentes —con falsa modestia—, que sus habilidades eran inferiores a las que luego demostró realmente. De esa manera creó en los demás una ilusión de progreso para mejorar su imagen.

Cuando pasaron unos días, este paciente recordaba un rendimiento mejor del que realmente tuvo. Así seguía confirmando esa ilusión de progreso. Pero su autoconfianza era irreal. Poco a poco fue siendo consciente de este proceso de autoengaño y fue más realista también con su alimentación.

¿Es posible que mejore sabiendo que tomo un placebo?

Si a una persona con sobrepeso, que además sufre de colon irritable, se le dice que el plan de alimentación que va a seguir contiene alimentos que no van a empeorar los síntomas de su enfermedad, y que, por el contrario, va a aliviarlos con una actitud positiva, la estrategia suele funcionar. La persona es consciente de que se trata de un efecto placebo, pero la mejoría se produce realmente a pesar de que el paciente lo sepa. Cuando uno cree de verdad que está recibiendo un tratamiento que lo aliviará, tiene ganada una batalla importante, porque lo más probable es que surta efecto.

No soy capaz de que mis hijos entren nunca en la cocina para preparar la cena.

En el trabajo con familias hay que procurar que padres e hijos aprendan juntos a disfrutar de lo que comen. La mejor estrategia para conseguir que tus hijos se involucren en preparar la comida es enfocar su ayuda como que te están regalando su tiempo o que están realizando esa tarea para obsequiarte.

Es más lógico pensar que cuando nos interesa que una persona haga algo, lo mejor sería hacerle nosotros el regalo. No obstante, suele ocurrir lo contrario aunque parezca contraintuitivo.

El mejor modo de comenzar una relación de cooperación con esa persona que te interesa es lograr que te haga o te ofrezca ese obsequio en lugar de hacérselo tú a ella. Se ha demostrado experimentalmente que las personas engañadas para que ofrecieran un regalo a otra, apreciaban después más a esa persona que los individuos que no le habían regalado nada. Esto sucede porque si regalas algo tienes necesariamente que darte razones de por qué le has hecho ese obsequio. Lo cierto es que quien te ha ayudado alguna vez, estará más dispuesto a hacerlo de nuevo que aquel a quien tú has ayudado.

5
¿Son los alimentos parte del problema?

¿Realmente elegimos la comida antes de comprarla?

Imagina una persona en un supermercado que va con su carro en dirección al pasillo de los refrigerados con intención de comprar un paquete de jamón cocido en lonchas de una marca que ha visto en televisión. Es hipertensa y sufrió un ictus hace tres años del que, afortunadamente, no tiene secuelas. Sigue trabajando su problema de sobrepeso con su médico, y está muy concienciada en tomar solo alimentos con poca sal. Desde que salió del hospital tiene entrenado su cerebro para distinguir por el sabor lo que sería un nivel aceptable de sal para no subir su tensión. Pero cuando se enfrenta al jamón cocido envasado no tiene la oportunidad de probarlo. Esto supone un tremendo hándicap. Su cerebro no puede comprobar el nivel de sal. Duda. No quiere comprar a ciegas e intenta deducir por la información de la etiqueta si ese alimento es apto para ella.

Ve que hay dos tablas de información, una por cada cien gramos de producto y otra por porción de treinta gramos. Las tablas nutricionales están escritas con una letra tan pequeña y brillante que el reflejo de los fluorescentes de la tienda no le permite leerlas con nitidez. Cuando logra aclararse un poco, comprueba que no aparece por ningún lado la palabra sal —«¿Puede ser que esto de sodio sea la sal?», piensa—.

Lee en la tabla por cada cien gramos: Sodio 0,9 gramos —«¿Esto es mucho o poco?»—. Conoce la cifra de sal adecuada para ella, pero ignora su equivalencia en sodio. Duda. Hace un último esfuerzo mental. La etiqueta le ha desorientado más de lo que estaba.

> Ante una duda con los alimentos salados
> no hay que arriesgarse siendo hipertenso.

Es un buen momento para aclarar ciertas cuestiones. La sal, o cloruro sódico, está compuesta aproximadamente de un 40 por 100 de sodio y un 60 por 100 de cloro.

Los riñones son grandes ahorradores de sal. Si se consume en exceso, puede subir la tensión arterial, una situación en la que el corazón no trabaja cómodo. A la larga, esta situación se convierte en habitual y es lo que llamamos hipertensión arterial. Una causa frecuente de ictus cerebral.

En España duplicamos el consumo de sal recomendado por la Organización Mundial de la Salud que estima que para la población adulta sana debe ser alrededor de cinco gramos de sal diarios, que equivalen a dos gramos de sodio. Por eso a nuestro paciente le asaltaban las dudas cuando leía sodio en la tabla.

Para «convertir» el sodio a cantidad de sal debemos multiplicar la cifra por 2,5. Si la etiqueta del jamón cocido decía contener 0,9 gramos de sodio por cada cien gramos de producto, al hacer la operación nos da un contenido de sal de 2,25 gramos. Un valor alto.

Como ya he sugerido, no deberíamos adquirir ningún alimento que no pudiésemos probar antes. Soy consciente de que eso es muy difícil hoy día, pero por lo menos, debemos hacerlo siempre que surja la oportunidad. ¡A veces hay que crear esa oportunidad! Insistir y pedirlo con actitud reivindicativa.

Por otra parte, tenemos que cambiar la mentalidad sobre la culpa y el ridículo. Lo más normal es que nos equivoquemos cuando elegimos a ciegas los alimentos. No hay que pensar en que somos unos ingenuos, ni que nos han engañado. Siempre hay que relativizar el valor del dinero y no comer a sabiendas algo que perjudica la salud.

Otra opción más razonable es cambiar de establecimiento para comprar. Uno donde podamos probar los alimentos. ¿Estaríamos dispuestos? En cualquier caso, compres donde compres:

- — Huele la fruta y la verdura.
- — Prueba una pieza para saber si te gusta, si está madura.
- — Detente en los mostradores del fiambre, del queso, de la carne, del pescado.
- — Pide que te enseñen el producto, que lo puedas oler, incluso tenerlo en las manos y observarlo de cerca.
- — Compra al corte. El queso, el jamón, pruébalos siempre. Si están salados, ácidos o rancios, o no te convence su aspecto, di que no.

Dedicarás diez minutos de tu tiempo, pero la decisión de comerlo o no será tuya.

Las bolsas con naranjas se estropean antes que las cajas de galletas

La buena noticia es que los alimentos frescos suponen en España cerca de la mitad del gasto en alimentación. Esto no quiere decir que los alimentos frescos compongan casi la mitad de la dieta, sino que habla más bien de que los consumidores hacen un esfuerzo por comprarlos, aunque sean alimentos caros.

Casi tres de cada cuatro españoles hacen la compra en el supermercado, aunque todavía un 25 por 100 de los consumidores acude a mercados tradicionales y comercio especializado como fruterías, carnicerías o pescaderías. Lo destacable es que los consumidores apuestan cada vez más por cuidar su salud. Aunque no se lo ponen fácil.

Existe una razón biológica e inevitable que hace a las frutas y verduras a la vez saludables y perecederas. Están llenas de nutrientes como glucosa, fructosa, almidones, vitaminas, minerales y fibra. Como no están procesadas con conservantes, ni congeladas, ni envasadas al vacío, las bacterias y otros microorganismos las utilizan para alimentarse. Por eso las bolsas de naranjas se estropean antes que las cajas de galletas. Por eso necesitan una supervisión y un almacenaje minucioso. Si no fuera porque el consumidor busca el producto fresco y está dispuesto a pagar por él prácticamente lo que le pidan, las frutas, las verduras y el pescado fresco probablemente desaparecerían de los supermercados. La industria es consciente de esto.

Pero sus productos son baratos, son legales, duran mucho y satisfacen el hambre.

Sin duda, los productos ultraprocesados son mucho más rentables para distribuidores y fabricantes que los alimentos frescos. El único gran y serio inconveniente es que su mayor consumo se correlaciona claramente con un empeoramiento de la salud de la población.

Por ahora, lo que ha hecho la industria es aprovechar esta preocupación de los ciudadanos por la salud para abrir nuevas oportunidades de negocio con otras líneas de productos. Estuvimos viviendo unos años en la era *light* o «bajo en» y ahora estamos en la transición a la era «sin». ¿Qué será lo siguiente que inventen?

Cómo meter más comida, en más gente, más a menudo

Si tuvieras hambre, y solo un euro en el bolsillo, ¿comprarías dos manzanas o un paquete de galletas de chocolate? La respuesta coherente para una gran mayoría sería «por supuesto, comprar las dos manzanas». Pero si llegamos a estar en la situación real cuál sería la elección instintiva. Seguramente elegirías las galletas argumentando que las manzanas no te apetecen. La clave de esa elección es la creencia de que las galletas nos van a quitar mejor el hambre que la fruta. ¿Pero quién se encarga de afianzar este tipo de creencias a favor de los ultraprocesados?

Una estrategia central de las marcas de comida es crear fidelidad en la generación siguiente. Saben que, de manera inconsciente, tendemos a reafirmarnos por coherencia en nuestra primera elección de marca. En estudios experimentales, a la gente le gusta más el sabor de un producto cuando saben que es su marca de siempre. Y lo contrario. Cuando toman su marca preferida, pero se les dice que es una marca blanca, les gusta menos.

Los adolescentes de diez a doce años son el campo de batalla de la adopción temprana de marca. Estos jóvenes ya tienen una paga, van y vienen solos del colegio, y salen el fin de semana con sus amigos. Empiezan a formarse unas preferencias de alimentación y bebidas que van a durar toda la vida. Las grandes compañías pugnan por hacerse con este cliente. Sus expertos en motivación de compras identifican las maneras, en que, tanto los adolescentes como los adultos, pueden hacerse más vulnerables ante las estrategias de persuasión. En el planeta hay alrededor de setecientos millones de jóvenes en esas edades, e invertir en que te elijan como primera marca es el mejor negocio de futuro. Los adolescentes todavía están descubriendo quiénes son y qué les gusta.

Los pequeños comercios de barrio, los quioscos, las «tiendas de chinos», las gasolineras de ciudades y carreteras, con un horario más amplio de lo habitual, atraen a jóvenes y adolescentes porque están cerca de casa y allí encuentran lo que buscan. Bebidas de todo tipo, bolsas de patatas chips y *snacks* variados, pasteles, bollos y golosinas. Estas tiendas suelen estar situadas cerca de colegios. Venden una gran cantidad de alimentos con alto contenido en sal, azúcar y grasas.

Los jóvenes tienen menos dinero, pero van a la tienda mucho más a menudo. Al principio entran por un refresco, un bocadillo o un bollo. Pero pronto aprenden a comprar por impulso. Estos lugares alimentan euro a euro la obesidad juvenil, e instalan creencias en los jóvenes a favor de este tipo de alimentos que van a condicionar la forma en que tomarán sus decisiones de compra en el futuro.

Si somos lo que comemos, yo no tengo ni idea de quién soy.

Hacer comprensibles las etiquetas de los alimentos es terapéutico. La buena información nutricional mejora la salud de la gente y evita consumos irresponsables. Cuando en un país se hace un uso de las etiquetas más transparente y se asocia a mejores controles de la publicidad engañosa, sus efectos se correlacionan con menores tasas de sobrepeso y enfermedades metabólicas derivadas.

Un etiquetado correcto es una barrera de defensa del consumidor ante posibles fraudes. Sin buena información no hay verdadera libertad de elección. Por el contrario, la sensación inquietante de que en las etiquetas no nos lo están contando todo, es una causa de desórdenes relacionados con la comida.

La quimiofobia es un trastorno que lleva a creer de forma patológica que los alimentos están más manipulados de lo declaran las etiquetas. Estas personas sienten aprensión y ansiedad cuando comen, por temor a las consecuencias de ciertos aditivos o productos químicos para su organismo, para su familia y para el entorno donde viven. Lo digo francamente. No es aceptable generar sufrimiento e indefensión en la gente a causa de las etiquetas. Por otra parte, no se entiende cómo se permite a las marcas traspasar la fina línea que separa la información útil del reclamo publicitario. Veamos algunos ejemplos de lo que digo.

Si suplementas los cereales del desayuno de los niños con un 15 por 100 de la cantidad de hierro diaria recomendada, ya puedes anunciarlo en la caja a todo color con dibujos infantiles de tuercas y tornillos. Los padres no quieren que a sus hijos les falte hierro. Así se obtiene un producto con unas propiedades teóricamente más saludables, que se puede subir de precio. Las organizaciones de consumidores opinan que estos productos enriquecidos y encarecidos «artificialmente» no son necesarios en el mercado, y les doy la razón.

El azúcar ha caído en desgracia en el mundo entero. Aunque sepamos que las galletas de toda la vida se hacen con azúcar, la razón de que el reclamo «sin azúcares añadidos» —percibido como más sano—, pueda aparecer en el frontal de un paquete de galletas horneadas al estilo casero es porque se fabrican con edulcorantes artificiales. Bien, entonces sería más honesto anunciar «con edulcorantes artificiales». Lo que ocurre es que en alimentación, las palabras aditivos y artificial no quedan tan bien en la etiqueta como libre de azúcar. ¿Qué quiere decir un gran 0% con bonito grafismo en la tapa de un yogur? Puede referirse a que su contenido en materia grasa es cero, que su contenido es cero en azúcares añadidos, que tiene 0 por 100 de sal, cero edulcorantes. A un consumidor poco entrenado que no lea etiquetas se le puede hacer creer que ese 0 por 100 se refiere a las calorías. Esto es imposible porque un yogur no puede tener cero calorías, pero es un mensaje equívoco que «por despiste» del consumidor puede aumentar las ventas de ese yogur.

Es esencial que los consumidores tengan unas nociones mínimas para interpretar la información que aparece en las etiquetas de los productos procesados y ultraprocesados para poder comparar distintos alimentos en lo que se refiere a las calorías, grasas, azúcares, proteínas, sal y otros ingredientes. Por ejemplo, puedes comparar las raciones de dos tipos de cereales, saber qué grasas lleva esta *pizza* congelada con respecto a otra marca o averiguar cuántos azúcares añadidos contiene una bolsa de magdalenas con respecto a otra que tiene edulcorantes.

Es importante fijarse bien en las calorías por porciones y revisar el número de porciones de ese alimento.

Las porciones las marca el fabricante y nos puede llevar a engaño. Podrás ver que a veces un alimento tiene pocas calorías por porción, pero la porción que sugieren en la etiqueta es mucho más pequeña que la que te comerías normalmente. Una bolsa de patatas chips de trescientos gramos según la etiqueta del fabricante tiene cinco porciones. Pero la gente no se come solo sesenta gramos, sino la bolsa entera, es decir, más de mil quinientas calorías de una vez.

Las etiquetas de información nutricional de los alimentos deben responder a cuatro preguntas antes de poner cualquier producto envasado en el carro:

— Si ese alimento que elijo es conveniente para mí desde el punto de vista nutricional.
— Si algún ingrediente concreto puede dañar mi salud (alérgenos).
— Si es seguro su consumo (conservación, caducidad).
— Y si merece la pena pagar el precio marcado según lo que contiene (relación calidad/precio).

Un consumidor con las ideas claras justo en el momento de la compra se empodera en el supermercado. Sus decisiones podrían trastocar la venta de aquellos productos con ingredientes afectados por un estado de opinión negativo —fundamentado científicamente—, como es el caso de las grasas trans. Cuando preguntas a los consumidores españoles, la mitad declara que lee las etiquetas y un 25 por 100 que solo a veces, dependiendo del producto.

6
Alimentos originales y alimentos naturales

Desmitificando la pureza de los alimentos naturales

La bellota de encina es un fruto con un buen potencial nutricional. Posee grasas saludables, carbohidratos en forma de almidones y algunas vitaminas y minerales. Su grasa, por la alta concentración de ácido oleico, se puede comparar al aceite de oliva. El contenido graso total de la bellota duplica al de la aceituna, lo que explotado industrialmente sería, sin duda, muy rentable. Sin embargo, este fruto no se cultiva para uso industrial. En España la bellota crece silvestre en los bosques de las dehesas de Extremadura y Andalucía, donde se emplea para alimentar a los cerdos de raza ibérica que producen el jamón ibérico de bellota, o «terminado en bellota». El cerdo que se cría en la dehesa recibe una alimentación a base de cereales y plantas leguminosas. Luego, en el periodo de montanera, entre noviembre y marzo, que es temporada, el animal se encuentra la bellota en el suelo del bosque de encinas y se pasa engordando de tres a cuatro meses para alcanzar su peso óptimo de mercado. El jamón ibérico de bellota recibe el sabor y el aroma de esos ácidos grasos que también tiene el aceite de oliva.

Opino que el comportamiento y el trato sobre el animal influyen en la calidad de los alimentos. Veamos dos ejemplos. Si un cerdo ibérico ve a una persona en la dehesa y no se acerca a ella, eso quiere decir, probablemente, que no tiene costumbre de comer pienso de la mano del cuidador y que, por tanto, está más libre para alimentarse casi exclusivamente de bellotas. En consecuencia, su jamón será mejor. Cuando un cerdo es de costumbres madrugadoras y está libre en la dehesa, también su jamón será de mayor calidad. La razón es que tiene ventaja sobre los demás porque encuentra disponibles para comer todas las bellotas que han caído de la encina durante la noche. Defiendo un trato digno a los animales. Su sufrimiento empeora nuestra salud. Y lo contrario. Si sabemos cuidarlos y apreciarlos nos darán lo mejor.

Pero volvamos a las bellotas. Si son una fuente tan valiosa de nutrientes para la alimentación humana y para los animales que criamos, ¿por qué no hemos sido capaces de adaptarlas al cultivo? Hay varias razones. Una bellota plantada no resulta productiva hasta los diez años. El crecimiento de la encina es demasiado lento para un agricultor acostumbrado a conseguir en pocos meses una cosecha de trigo. Por ejemplo, plantar una almendra da fruto en tres años. Por otra parte, las bellotas contienen taninos, que les proporcionan un característico sabor amargo. Estas sustancias producen rechazo alimentario. En las almendras ese amargor está controlado por un solo gen dominante. Es decir, si se plantan semillas de almendros de una variedad dulce, la mitad de los frutos serán dulces y la otra mitad amargos. De esta manera se han podido seleccionar las almendras comestibles. En las bellotas el sabor amargo está controlado por muchos genes. En este caso, las encinas nacidas de bellotas dulces, casi todas seguirían dando bellotas amargas. Son circunstancias adversas que han hecho que las encinas no se eligieran por los agricultores para ser cultivadas. El caso de las bellotas no es único.

Muchas especies de plantas, *a priori* comestibles, no se han podido domesticar. A estos alimentos se les puede denominar originales porque prácticamente son los silvestres. La gran mayoría de los que llamamos naturales se parecen poco a la especie original de la que proceden. Como las almendras, que han sufrido una selección humana para su cultivo.

Los primeros agricultores eligieron los ejemplares no amargos que por una mutación resultaban no ser venenosos. Cultivo a cultivo durante miles de años se han convertido en el apreciado fruto seco que hoy consideramos tan natural.

DE CAZADOR-RECOLECTOR A MANIPULADOR-CONTROLADOR

Durante cientos de miles de años los humanos se alimentaron recolectando plantas y cazando animales, que vivían y se reproducían sin su intervención. Cuando escaseaba la comida en su asentamiento, migraban a otro territorio en busca de nuevas fuentes de calorías. Su cerebro, probador de sabores, estaba activo constantemente. Era rápido, perspicaz, muy atento, porque un fallo de cálculo podría envenenar también a sus hijos pequeños. Su dieta de alimentos originales era tan variada como podía ser. No se les ocurría meterse en la vida de las cabras salvajes que cazaban, o en el crecimiento del trigo silvestre que recogían, salvo para utilizarlos como comida.

Hace unos doce mil años los humanos comenzaron poco a poco a cambiar de estrategia. Migrar a otro territorio suponía peligro e incertidumbre. Entonces empezó a decidir sobre la vida de las especies que le servían como alimento. Se dedicó a seleccionar animales y plantas aptos para su propósito. Manipularlos y controlar su reproducción. Estas tareas proporcionarían más grano, más frutos y más carne disponibles. Estaba en marcha la revolución agrícola.

Hace once mil años, ya se cultivaba el trigo. Mil años después los guisantes y las lentejas. Hace ocho mil años se domesticaron el cerdo y la oveja. Hace seis mil, la vaca. En los milenios sucesivos se adaptaron el olivo, el caballo y la vid. En la actualidad el 90 por 100 de las calorías disponibles en el planeta proceden de las especies seleccionadas entonces.

Por manipulación humana, los guisantes han aumentado su peso diez veces en comparación con sus antepasados silvestres. Las pequeñas fresas pasan a enormes fresones porque a lo largo de veinte siglos se han seleccionado, una y otra vez, las semillas de los frutos más grandes.

Se domesticaron solo aquellas plantas con facilidad para reproducirse, que se polinizaban a través del viento o de insectos comunes como las abejas. Las razones que llevaron a seleccionar las especies frutales, hace miles de años, son exactamente las mismas que tus preferencias a la hora de elegir la fruta en el mercado: que sean dulces, que no amarguen, que sean grandes y de textura carnosa. ¡Y sin pepitas! Los plátanos son casi todo carne y apenas pepitas. Estamos tan acostumbrados a que no tengan que muchas personas creen que los plátanos nunca tuvieron semillas. La calabaza, originalmente, tenía poca carne recubriendo las pepitas. Hoy nadie lo diría.

De aparición más reciente en la frutería son las naranjas, mandarinas y pomelos sin pepitas, las uvas sin pepitas, y últimamente también las sandías. Hemos transformado la vida secreta de las plantas para ponerlas a nuestro servicio.

Una parte fundamental de mi trabajo consiste en cambiar creencias. Es buen momento para preguntarse por qué una manzana fea, descolorida, poco simétrica o que tiene un pequeño defecto se queda la última en la caja de fruta, ¿por qué la evitamos comprar?, ¿por qué no la queremos?

La tendencia a que la fruta sea bella nada tiene que ver con lo que ocurre espontáneamente en la naturaleza. Lo común es que la fruta en los árboles sufra picoteos de pájaros, ataques de insectos o golpes de granizo. ¿Nos gustan o no nos gustan los alimentos naturales? Aclarémonos. Porque esto es lo natural. Lo que ocurre es que cuando comemos una manzana de aspecto encerado y reluciente parece que aumenta la sensación de que reforzamos nuestra salud. El efecto psicológico está claro: la comida nos sienta mejor cuando creemos que nos va a sentar bien. La creencia de la profecía autocumplida. Pero esta idealización excesiva de los alimentos perfectos obliga a la agricultura a producir ejemplares perfectos en cantidades industriales, a recolectarlos verdes, a madurarlos en cámaras y, lo que es peor, a usar pesticidas y otros contaminantes ambientales.

Otra prueba de que el factor psicológico es muy importante en nutrición: si una persona cambia su punto de vista sobre la calidad de su alimentación y decide consumir alimentos de producción ecológica, apreciará como algo muy positivo que la fruta sea fea, asimétrica e irregular. Cogería la última manzana de la caja y estaría dispuesta incluso a pagar más por ella.

Un desayuno sin fuego ni energía eléctrica

Hagamos un ejercicio de imaginación. Una mañana te levantas temprano e inexplicablemente no se enciende la luz del cuarto de baño. Das una y otra vez al interruptor, pero no hay energía eléctrica. Te preocupa la ducha y cómo vas a verte la cara en el espejo. Luego intentas hacerte el desayuno. Pero por su puesto no funciona la vitrocerámica, ni el tostador, ni el exprimidor. Tampoco el frigorífico. No puedes hacerte el desayuno. Sin electricidad para cocinar no calientas la leche. Tampoco puedes hervir el café. Sin exprimidor no tienes tu zumo recién hecho de dos naranjas frescas —¡podrías hacerlo si no hubieras tirado aquel viejo exprimidor manual!—. Pelas una naranja y te la comes sin más. No va a ser posible tostar la rebanada de pan integral para que esté crujiente. Aunque el pan de ayer está un poco correoso, se le puede hincar el diente. Bueno, al menos el jamón ibérico y el aceite que pones en la rebanada no los tienes que calentar. Y tampoco el par de nueces recién abiertas con que siempre terminas de desayunar. Como hace buen tiempo, te duchas rápidamente con agua fría, deseando salir a la calle de una vez para tomarte un buen café caliente y desayunar en condiciones.

Es probable que sin el fuego la evolución humana hubiera sido muy distinta. No habría surgido la agricultura como la conocemos, y hoy, seguramente, no tendríamos café tostado, ni aceite de oliva, ni pan integral para desayunar. Sin fuego, tal vez no habría cocina, ni casa, ni edificio, ni calles, ni coches, ni ciudades, ni civilización ni libro. No existiría el mundo tal y como lo conocemos.

La aparición del fuego nos ha diferenciado como especie. De nuestros ancestros hemos heredado la cocina de casa, que contiene básicamente calor y fuego para cocer los alimentos.

Algunos dirán que en la cocina hay también frío y congelación. Cierto, pero el frío es un personaje que llegó a esta historia mucho más tarde.

El fuego nos dio ventajas en el planeta de los simios

Hace poco más de seis millones de años nos separamos evolutivamente de un primate cuya otra rama daría lugar al chimpancé. Casi la mitad de ese tiempo nuestra vida transcurrió en el bosque tropical. Nuestra dieta consistía en frutas, brotes tiernos, flores, semillas, tallos y algunas hojas. También rebuscábamos en el suelo del bosque raíces o bulbos que se pudieran masticar. La alimentación vegetal era abundante y nos proporcionaba suficiente energía en forma de almidones, glucosa y fructosa, además de fibra, proteínas, vitaminas, minerales y antioxidantes.

Hace tres millones y medio de años el clima del entorno africano que habitábamos se hizo más seco y se perdió mucho bosque. Escaseaban las frutas carnosas y los vegetales frescos, pero completábamos nuestra ración diaria de calorías con tubérculos, semillas verdes y frutos secos. A causa de la falta de vegetales, los carbohidratos perdieron presencia en la dieta. De forma oportunista se conseguía miel, huevos, insectos y peces.

Hace dos millones de años la dieta con alimentos de origen animal estaba ya implantada. Pero la dieta humana sin fuego era bastante limitada en calorías. Solo se podían digerir bien los azúcares simples de las partes tiernas de árboles y plantas. Es decir, las frutas, las flores y algunas semillas. También se masticaban raíces o algunos tallos. El desgaste de los dientes de nuestros antecesores de esa época evidencia el consumo de otros alimentos más duros. Cuando se conseguía carne cruda, también estaba dura y se necesitaba mucho tiempo y energía para digerirla.

El control del fuego iluminó al humano. Comprendió de pronto que las fuentes extra de calorías que necesitaba para vivir mejor estaban allí mismo, a su alrededor, en los tallos duros, las raíces gruesas, los tubérculos y las semillas con cubierta. Solo había que cocerlas. La comida pasada por el fuego se reblandecía y se podía masticar mejor. El almidón de las plantas se digería más fácilmente. Las toxinas de algunas semillas se neutralizaban mediante la cocción. Y luego estaba la carne. La carne asada se ablandaba facilitando la digestión de las proteínas. El colágeno se convertía en gelatina y se enternecían los tejidos duros y correosos. El fuego también mataba a parásitos y gérmenes que contaminaban la comida. El aporte de calorías se disparó inesperadamente en la dieta del ser humano.

La aplicación de calor sobre los alimentos tiene un efecto «predigestión». Son más fáciles de masticar y son mejor atacados por los jugos gástricos, se optimiza la eficacia de los enzimas del páncreas. Los nutrientes son también mejor absorbidos por la pared intestinal y aumenta su disponibilidad en la sangre. Cuando termina la digestión en el intestino delgado, las bacterias del colon siguen descomponiendo los restos vegetales y consiguen un plus de energía. El cuerpo gasta menos en digerir una porción de carne cocida que un trozo de carne cruda. De repente hubo más energía total disponible y esta circunstancia favoreció el desarrollo del cerebro.

El cocinado dio la vuelta a la tortilla. Las nuevas fuentes de carbohidratos pusieron en marcha la humanización. Las bacterias intestinales ya estaban ahí presentes, haciendo su trabajo, millones de años antes, como en muchos otros animales. Pero el fuego es propiamente humano.

¿Fue comer carne lo que desarrolló el cerebro, o no?

Para el profesor Richard Wrangham, primatólogo de la Universidad de Harvard, en Estados Unidos, cocinar los alimentos vegetales explica el salto evolutivo humano a un cerebro de gran tamaño. Su hipótesis sostiene que fue el cocido de tubérculos y otros vegetales ricos en carbohidratos complejos lo que disparó el aumento de la capacidad cerebral de nuestros ancestros, al permitir que los almidones fueran más fácilmente digeribles, aumentando la absorción de calorías. Esta mayor eficacia alimentaria originó los cambios anatómicos en el *Homo erectus,* que duplicó el volumen craneal de su antecesor el *Homo habilis*.

Algunos autores discuten la hipótesis de Wrangham, diciendo que el *Homo erectus* surgió hace 1,9 millones de años, y no hay pruebas tan antiguas del uso del fuego por humanos. Pero sí es muy probable que hubiera ya una utilización oportunista del fuego. Al incendiarse la sabana por un rayo, humanos y primates aprovechaban los bulbos y tubérculos cocidos, servibles todavía para comer.

En cualquier caso, hace ochocientos mil años los humanos dominaban el fuego, y este hecho marcó un punto de inflexión en la evolución. Además del enorme impacto en la dieta, el fuego y su luz produjeron cambios importantes en el comportamiento cotidiano. La actividad ya no quedaba restringida a las horas diurnas. Proporcionaba protección ante los depredadores, aumentando la defensa del grupo y la eficacia de la cacería. Se cocieron recipientes de barro, se esterilizaron heridas e instrumentos, se hirvieron plantas para obtener brebajes curativos como la corteza de sauce de donde se saca un remedio parecido a la aspirina. Y pudieron tener una mayor descendencia.

La vida de nuestros ancestros se fue haciendo más fácil y pudieron surgir las tradiciones culturales. Al haber más calorías disponibles con menos esfuerzo, se ahorraba tiempo para buscar comida, y la cocción adecuaba los alimentos para niños y ancianos sin dientes. Esa tendencia de ahorrar tiempo en conseguir y preparar la comida arranca con el fuego y va a ser una búsqueda constante en el ser humano. También pudo adentrarse en las frías regiones euroasiáticas protegido por el calor de las llamas, y llegar a los confines del mundo.

Hace trescientos mil años el fuego ya se usaba con regularidad. Se produjo también un cambio emocional. Nuestros ancestros sintieron menos miedo a lo desconocido. Más comida, menos frío, más bienestar, más confianza en ellos mismos. Cuando se dominó el fuego se abrió el camino directo a los cambios en la anatomía y en el cerebro. Luego vino la cooperación y la comunidad. Más tarde, la civilización y la modernidad.

Una apuesta revolucionaria de la naturaleza: más cerebro y menos intestino

Un hígado de ratón gasta por hacer las mismas funciones que un hígado humano siete veces más energía. En el caso de que se nos pudiera trasplantar un hígado de ratón, su ritmo de gasto sería ruinoso. Cuanto más grande es el animal menos energía necesita por gramo de peso. Su coeficiente metabólico es más bajo, aunque funciona con la misma eficacia. Bajando el ritmo de gasto es la manera en que la naturaleza saca adelante animales grandes como nosotros. El problema es que un animal, tanto pequeño como grande, consume energía de forma constante, mientras que el alimento para reponer esa energía no siempre está disponible. Por eso, aunque gastamos energía las veinticuatro horas, estamos adaptados a comer unas pocas veces al día, o incluso a resistir varias jornadas sin ingerir nada.

El organismo tiene una herramienta muy precisa para administrar la energía. Cuando comprueba que comemos poco, no comemos o, por el contrario, nos movemos mucho y hacemos bastante ejercicio físico, disminuye la tasa metabólica basal, es decir, gasta menos para vivir.

El control del fuego hizo que el mayor aporte de calorías en forma de carbohidratos en la dieta, junto con el ahorro de energía de los procesos digestivos, nos abriera la puerta a una dimensión dietética desconocida hasta entonces. Ante este aporte inesperado de calorías extra, la naturaleza se «arriesga» por primera vez en el planeta con una apuesta diferente. Da prioridad a tener «más cerebro» sobre «más intestino». Un intestino largo como tienen muchos animales y un cerebro grande como el del ser humano son incompatibles evolutivamente en el mismo organismo, porque ambos consumen demasiada energía. Es difícil mantener funcionando correctamente los dos órganos a la vez. Un rumiante como la vaca, donde la evolución apostó por «más intestino» y «menos cerebro», emplea prácticamente todo el día —entre las horas de pasto y de rumia— en fermentar y digerir la comida. La digestión requiere mucho gasto metabólico.

Con el fuego se desarrolló el cerebro y los humanos ya no necesitaron enfocarse tanto en la digestión. El intestino se hizo más corto, y los dientes y mandíbulas más pequeños.

Ni la carne ni los carbohidratos
lograron crear un cerebro brillante como el nuestro.

Comer carne, y la vuelta a los carbohidratos, ayudaron a que el cerebro creciera. Pero, probablemente, lo que nos hizo tener capacidades verdaderamente humanas fueron los ácidos grasos omega 3 del pescado y las semillas vegetales. Los ancestros de hace ciento cincuenta mil años ya tenían un cerebro igual de grande al nuestro. Pero la estructura interna era diferente. Sus capacidades cognitivas como memoria, aprendizaje y comunicación eran bastante limitadas. Durante miles de años no consiguieron avances importantes en su modo de vida, ni produjeron utensilios especialmente elaborados. Pero hace setenta mil años los seres humanos empezaron a hacer cosas diferentes. Crearon barcos, arcos y flechas y objetos artísticos. Alrededor de esa fecha, el *Homo sapiens* comenzó abandonar África para finalmente quedar como la única especie humana en el planeta tras la extinción de los neandertales hace treinta mil años. La aparición de nuevas maneras de pensar y comunicarse en ese periodo, de cooperar en actividades como la religión o el comercio, constituye la llamada revolución cognitiva.

La mayoría de los expertos sostiene que tras la revolución cognitiva aquellos humanos eran tan inteligentes y creativos como nosotros. Una serie de mutaciones genéticas cambiaron las conexiones internas del cerebro.

Una hipótesis sobre las causas de este cambio ocurrido en el cerebro del *Homo sapiens* es una mutación en los genes relacionados con la síntesis de los ácidos grasos de cadena larga omega 3, que tuvo lugar hace unos ochenta y cinco mil años en África. Estos ácidos grasos de cadena larga son esenciales para el correcto desarrollo cerebral. Las fuentes nutricionales hasta entonces eran los pescados y mariscos del mar y los lagos, por eso nuestros ancestros africanos permanecieron tantos miles de años sin apartarse de sus orillas.

Una mutación en el cromosoma 11 del ADN humano conseguía que el organismo pudiera transformar de manera eficiente los ácidos grasos poliinsaturados de cadena media de las series omega 3 y omega 6, de origen vegetal, y convertirlos en ácidos grasos poliinsaturados de cadena larga omega 3, semejantes a los del pescado, y que son componentes estructurales necesarios para el cerebro.

Los cambios fisiológicos provocados por esta mutación genética pudieron llevar aparejada una modificación de las capacidades de memoria, aprendizaje y comunicación. Las semillas y otras fuentes de grasas vegetales que habían sido incorporadas a la dieta desde que se descubrió el fuego, contribuyeron tras la mutación a dar este importante salto en las capacidades cerebrales. Estos cambios permitieron a nuestros ancestros alejarse tierra adentro hace setenta mil años, hacer la revolución cognitiva y expandirse por el resto de África, Eurasia, hasta llegar a Australia.

¿Podemos dar marcha atrás en el tiempo para volver a ser vegetarianos?

Los chimpancés se alimentan habitualmente de frutas y plantas. Tienden a ser frugívoros porque la fruta madura es una delicia para ellos, y la buscan para comer cuando está en temporada. También mastican grandes cantidades de hojas, ramas, raíces, flores y semillas como las nueces. Da la impresión de que con este tipo de alimentación no comen carne o productos de origen animal. No es así. Comen insectos —usan palillos para sacar termitas del hormiguero—, huevos de los nidos y también cazan animales más grandes como aves y monos.

Si nos remontamos muy atrás en el tiempo, nuestro probable ancestro *Ardipithecus ramidus,* que vivió en el bosque africano hace cinco millones de años, seguía una dieta incluso más omnívora que la de los actuales chimpancés, como se deduce de análisis isotópicos del suelo, dientes y otras muestras fósiles.

Practicar formas estrictas de vegetarianismo, como veganismo o crudiveganismo, son opciones dietéticas libres y respetables, pero hasta donde sabemos no hay antecedentes en la evolución humana. Es posible que suene obvio, pero las variaciones sufridas en la dieta por la alimentación de origen animal, el fuego y la obtención de los omega 3 de cadena larga del pescado nos lanzaron directos a la humanización.

> La Organización Mundial de la Salud pone el objetivo en una ingesta mínima de cuatrocientos gramos de vegetales por día, contando con el aporte de varias raciones crudas de frutas, verduras y hortalizas.

Defiendo que un buen plan de alimentación tiene que «pensar en verde». Pero tengo que reconocer que en los cambios dietéticos acumulados desde hace cientos de miles de años no hay vuelta atrás.

Los vegetarianos estrictos tienen carencias de vitamina B12 porque ni los hongos, ni las plantas, ni tampoco los animales pueden producir esta vitamina. Solo las bacterias tienen las enzimas necesarias para su síntesis. Los herbívoros obtienen la vitamina B12 a partir de las bacterias que fermentan la comida en el rumen de su tubo digestivo. De ahí pasan a la cadena alimentaria de los carnívoros. Las personas que no comen carne, suplementan su dieta con vitamina B12 procedente de levaduras, o de laboratorios que la producen industrialmente por fermentación bacteriana.

La falta de vitamina B12 en los humanos es una consecuencia directa de la gran apuesta que la naturaleza hizo con nosotros: «más cerebro» y «menos intestino». Con menos intestino no damos oportunidad a las bacterias a que fermenten los alimentos en la parte del tubo digestivo en donde todavía se puede absorber la vitamina B12, como les pasa a las vacas. La vitamina B12 preserva la vaina de la mielina alrededor de las neuronas para garantizar que se transmita correctamente el impulso nervioso en el cerebro y a través de los nervios. También interviene en la producción de neurotransmisores cerebrales como la serotonina, un regulador del estado del ánimo implicado en la depresión. La vitamina B12 es esencial para nosotros porque tenemos, entre otras razones, un enorme cerebro que mantener.

Cómo se fabrica una vaca

Se necesitan seis mil kilos de pasto y forraje para criar una vaca de seiscientos kilos. Cada vez que un animal herbívoro come para alimentarse, la conversión de la biomasa vegetal de la comida en la carne del propio animal supone aproximadamente un 10 por 100 del peso del alimento. Realmente es una conversión poco eficiente. Por eso el ser humano solo ha domesticado, en toda su historia, alrededor de treinta especies animales, desde el perro, el cerdo y la vaca, pasando por el caballo, el camello, el reno, hasta la abeja melífera y el gusano de seda.

Ningún carnívoro se ha domesticado jamás para ser un animal de granja. No porque su carne resulte insípida, incomestible o contenga toxinas —comemos peces carnívoros—, sino porque, además de su peligrosidad o inadaptación a la cautividad, económicamente es inviable. Para criar cien kilos de carnívoro se necesitan mil kilos de herbívoros criados con diez mil kilos de pasto y forraje. Esta es la clave: producir carne resulta caro y emplea muchos recursos naturales. Se necesitan unos quince mil litros de agua para producir un kilo de carne de vaca, frente a los mil quinientos litros de agua que son necesarios para producir un kilo de cereal. Por eso son tan pocas las especies seleccionadas para la producción industrial intensiva. Ocho concretamente: vaca, cerdo, oveja, cabra, pollo, pavo, pato y conejo. Recientemente se están introduciendo otras aves como el avestruz.

El antepasado salvaje de la vaca era el uro, un animal originario de Eurasia y el norte de África que ya está extinguido. La vaca, por tanto, es una creación humana. Con la domesticación cambió de tamaño y se hizo más pequeña porque fue seleccionada por su valioso rendimiento de leche. Algunas razas animales seleccionadas por los humanos tienen el cerebro más pequeño y los órganos sensoriales menos desarrollados porque ya no necesitan que sean tan grandes como los de sus antepasados. Ahora no sufren el acecho de sus depredadores naturales.

El método de crianza más respetuoso con la vaca es alimentarla de forma ecológica con pasto, y al aire libre. Los animales son más felices, están más sanos y, además, los alimentos que se obtienen son de mayor calidad. Hay estudios que correlacionan positivamente esta forma de crianza y la calidad de la leche. Pero aquí surge el problema. Esta alimentación solo con pasto o forraje no es rentable para la industria cárnica. Con el sistema productivo industrial, en quince o dieciocho meses, el animal alcanza el peso adecuado para ser enviado al matadero. El ganado alimentado exclusivamente con pasto tardará años en alcanzar un peso similar.

Pero ¿cómo una vaca criada con pasto puede dar chuletones con tres dedos de grasa?

La vaca alimentada primero con pasto es enviada a una granja de engorde unos meses para que pueda alcanzar un peso adecuado para la comercialización. Durante el proceso de engorde, el ganado se alimenta principalmente de grano, maíz y alfalfa, alimentos más calóricos y con más proteínas. La vaca gana peso aumentando sobre todo su masa grasa. El intestino es capaz de extraer del forraje los nutrientes necesarios para transformarlos en la grasa y las proteínas de su cuerpo. Cuando alguna persona no entiende cómo se puede acumular grasa comiendo vegetales, les pongo el ejemplo de la transformación del maíz y la alfalfa en la grasa del chuletón de ternera.

Las cosas se complicaron para los productores cuando los consumidores comenzaron a demandar carnes de vaca y ternera sin tanta grasa. Una forma natural de abastecer el mercado con carnes magras es sacrificando al animal a una edad temprana. Pero esto supone un inconveniente para los ganaderos, ya que sus ingresos son proporcionales al peso vivo de la res. Es entonces cuando la industria empieza a buscar otras «soluciones» para no perder rentabilidad.

Los llamados «potenciadores del crecimiento» consiguen que con la misma cantidad de alimento se obtenga más carne. El clembuterol es un esteroide que favorece el aumento de la masa muscular y la disminución de grasa gracias a su efecto anabolizante. En el pasado se usaron tirostáticos que interferían en la función de la glándula tiroides. Los animales ganaban peso por retención de líquidos en los tejidos. Cuando se freía esta carne, la pieza se reducía de tamaño y se formaba espuma en la sartén. Tanto el clembuterol como los tirostáticos están en la actualidad prohibidos.

En 1996 se produjo la mayor crisis alimentaria que haya vivido Europa en los últimos tiempos, cuando se detectó en el ser humano una variante de la enfermedad de Creutzfeldt-Jakob que se relacionó con la epidemia de encefalopatía espongiforme bovina en el ganado vacuno, conocida como «enfermedad de las vacas locas». Una de las hipótesis sobre su origen sugiere que los productores británicos alteraron el proceso industrial de los piensos de harinas animales a base de despojos de ovejas, que luego daban de comer a las vacas. La temperatura de procesamiento industrial se redujo y se eliminaron algunos solventes. Como consecuencia, los priones —causantes del mal— que infectaban a las ovejas dejaron de ser inactivados en los piensos y contaminaron masivamente al ganado vacuno. Esta hipótesis nos habla de gastar menos energía y «ahorrar costes» para hacer rentable «fabricar» una vaca.

Un asunto que puede detonar una nueva crisis en las especies dedicadas a la producción industrial de carne es que su base genética se va estrechando. Hay incesto animal. Se reproducen entre hermanos y se reduce la diversidad biológica. Si alguna explotación se ve afectada por otra enfermedad trasmisible, al ser ejemplares tan parecidos genéticamente la gran mayoría se va a ver afectada. Esto puede provocar encarecimiento de la carne o desconfianza sobre su consumo.

¿Y por qué se ha estrechado la base genética? Por la selección humana desde hace miles de años, que se incrementa con los gustos y modas de los consumidores actuales. Un buen ejemplo son los pollos. Existen unas pocas granjas abuelas de donde provienen todos los pollos que se crían en el mundo. Así se controlan mejor sus características y lo que demanda el mercado. Los pollos se seleccionan según los gustos de cada región o país. Los que tienen más pechuga suelen ir a Europa y los que tienen más alitas a Estados Unidos. En granjas del norte de Europa llegaron a seleccionarse pollos con una pechuga tan grande y con tanto peso que fracturaban las patas de los animales porque no daba tiempo a que crecieran y se calcificaran bien los huesos. En el consumo de carne hay que ser conscientes de que nuestras preferencias y decisiones de compra tienen este tipo de consecuencias sobre los animales.

7
Alimentos procesados y ultraprocesados

¿Cuántos tipos de ADN llevan una salchicha Frankfurt o un palito de cangrejo?

Un filete de atún tiene su propio ADN, uno solo. De una hamburguesa, aunque sea casera, es más difícil saberlo. Si le hiciéramos la prueba de ADN a una salchicha Frankfurt estándar o a un palito de cangrejo industrial ¿cuántos ADN distintos saldrían? Seguro que más de uno, posiblemente varios, muchos.

> Si un alimento procesado contiene muchos ADN,
> lo más seguro es que esté muy manipulado.

Las salchichas Frankfurt son uno de los productos cárnicos más procesados del supermercado. Contienen carnes provenientes de las partes menos aprovechables del cerdo como el estómago y el hocico. Se mezclan con restos de otras carnes de pollo o de vaca. Se les añade almidón, jarabe de maíz, colorantes, sal, y aditivos para mejorar el sabor y la durabilidad.

Los palitos de cangrejo no llevan cangrejo. Están elaborados a partir de surimi, que es una pasta inventada por los japoneses para aprovechar los restos de los pescados que no tenían salida en el mercado. Para elaborar los palitos se somete la mezcla de restos de merluza, caballa, corvina y otros productos marinos a varios procesos de calentamiento y enfriado hasta que se deshidrata y se convierte en una pasta blanca y gelatinosa. Se le añade almidón, sal, azúcar, proteína de soja, glutamato, conservantes y aglutinantes. Finalmente, se congela, se le agrega colorante y se crean los dibujos de barritas de color naranja.

Un factor decisivo para calificar un alimento como sano es conocer el procesamiento al que ha sido sometido. Así sabremos cómo han cambiado sus propiedades originales y cómo va a influir ese cambio en nuestra salud.

Un grupo de investigadores de la Universidad de São Paulo, Brasil, idearon el sistema NOVA para clasificar los alimentos procesados. Esta clasificación está reconocida por la Organización Mundial de la Salud en 2015, y se hace según los procesos físicos, biológicos y químicos a que han sido sometidos los alimentos, una vez separados de la naturaleza, y antes de ser cocinados y consumidos como comida.

Alimentos sin procesar

Por definición, son los alimentos frescos que han sido distribuidos poco después de la cosecha, recolección o salida del matadero. Son partes comestibles que no han experimentado ningún procesamiento industrial. Son frutas, verduras, hortalizas, tubérculos, semillas, carnes, casquería, pescado, marisco, huevos, leche, setas y algas, entre otros. Estos alimentos están libres de sustancias añadidas.

Alimentos procesados

Los alimentos mínimamente procesados son a los que se les han retirado partes no comestibles, pero sin añadir grasas, azúcares, sal u otra sustancia. Los procesos son el limpiado, lavado, cepillado, descascarillado, pelado, molienda, ralladura, corte, desmenuzamiento, deshuese, secado, desnatado, pasteurizado, esterilizado, enfriamiento, refrigeración, congelación, embotellado, recubrimiento o envasado y envasado al vacío. Entre otros, están los frutos secos sin cáscara, espinacas en bolsa, lechuga limpia, carne y pescado refrigerado o congelado, leche desnatada, o pasteurizada, te, café, agua mineral. En esta categoría se admite la fermentación por microorganismos que no genere alcohol como el yogur. Estos procesos se efectúan para conservar mejor los alimentos frescos y adecuarlos para su almacenamiento, volverlos seguros, comestibles, o más fáciles de consumir.

> Los ingredientes culinarios procesados son sustancias extraídas y purificadas a partir de los alimentos sin procesar.

La extracción se realiza mediante procesos de molienda, prensado y pulverización, y pueden contener aditivos. Se utilizan para preparar y cocinar los alimentos. Son entre otros, sal, azúcar, miel, aceite, mantequilla, manteca de cerdo.

Los alimentos procesados son aquellos que han sido alterados por la adición de grasas, azúcar, sal o aditivos. Se incluyen los alimentos transformados por diferentes métodos de conservación como salazón, encurtido, ahumado o curado. El objetivo es que sean más duraderos, y en algunos casos modificar el sabor. Son, por ejemplo, frutos secos salados, pescado ahumado, verduras en lata, o frutas en almíbar. La mayor parte de los alimentos procesados tienen dos o tres ingredientes y son versiones donde se puede reconocer perfectamente el alimento del que proceden, como es el caso de las conservas caseras.

Alimentos utraprocesados

Los alimentos ultraprocesados no los puedes reproducir en casa. Están elaborados con ingredientes y procesos industriales que no tienen su equivalencia en las cocinas domésticas. Son productos diseñados por la industria que contienen poco o ningún alimento natural. Los ingredientes suelen ser azúcares, grasas, sal, restos sobreprocesados de alimentos y una serie de aditivos para mejorar el sabor, el aspecto y la duración. Llevan conservantes, colorantes, estabilizantes de color, potenciadores de sabor, edulcorantes. Estos productos no son versiones de otros alimentos no procesados.

Ultraprocesados, un producto apetecible, duradero, barato y listo para consumir

El propósito del ultraprocesamiento es elaborar productos baratos que se puedan comer o beber en ese momento, o estén listos para calentar y comer. Los conocemos todos. Son sopas de sobre, cereales de desayuno, bollería, galletas, salsas, barritas de cereales, refrescos, *snacks, pizzas,* embutidos, helados, hamburguesas, salchichas Frankfurt, palitos de cangrejo… En algunos de estos productos encontraríamos muchos tipos de ADN; en otros, ninguno. Sinceramente, ambas posibilidades me parecen inquietantes. ¿Cómo hacen en realidad estos productos? Las fórmulas de fabricación de los ultraprocesados son sofisticadas. Algunos componentes provienen de un sobreprocesamiento de ingredientes alimentarios naturales. Grasas parcialmente hidrogenadas, proteínas hidrolizadas o purificadas, azúcar invertido. Otros se extraen de los alimentos: caseína, lactosa, suero de la leche y gluten. Los aditivos son usados para imitar el sabor de otros alimentos, crear nuevas propiedades de aroma, aspecto o textura, y para enmascarar sabores residuales desagradables de los procesos industriales. Hay aglutinantes, aumentadores del volumen, agentes antigrumos, emulsionantes y humectantes. Los técnicos alimentarios ensayan diversas fórmulas para combinar los ingredientes de manera óptima, y crear un producto final que intensifique el «impacto sensorial». Por lo general, los productos ultraprocesados resultantes aumentan la densidad calórica global de las dietas y el contenido de grasas saturadas, grasas trans, almidones refinados, sal y azúcares añadidos. Disminuyen la fibra, las proteínas, el magnesio, el potasio, la vitamina A, el hierro y el zinc. El objetivo de la industria es crear productos de marca, apetecibles y altamente rentables, diseñados para desplazar a todos los otros grupos alimentarios, incluidos los productos frescos. Su sabor, presentación y comercialización a menudo favorecen el sobreconsumo y dominan el mercado en numerosos países.

El gran problema es que el consumo de ultraprocesados se asocia a varias enfermedades. Hasta ahora conocíamos la correlación entre estos productos y la obesidad, el síndrome metabólico, la hipertensión y las altas cifras de colesterol. Un estudio publicado por *British Medical Journal (BMJ),* en 2018, da a conocer la posible asociación entre la ingesta de ultraprocesados y el cáncer. Los resultados muestran que un aumento del 10 por 100 en el consumo de estos alimentos en la dieta se asocia con incrementos del 12 por 100 en el riesgo de cáncer general y del 11 por 100 en sufrir cáncer de mama. Por el contrario, no se ha encontrado una asociación entre riesgo de cáncer y alimentos menos procesados como vegetales enlatados, quesos o pan recién hecho sin envasar. Mientras que el consumo de alimentos frescos o mínimamente procesados como frutas, verduras, legumbres, arroz, pasta, huevos, carne, pescado y leche se asoció con menores riesgos de cáncer general y también de cáncer de mama.

Empeorando el perfil nutricional

El perfil nutricional de un alimento depende de cuánto podemos reconocer del alimento original, y del grado de manipulación y cocinado al que ha sido sometido. De forma que una fruta o una verdura crudas que cortamos y añadimos a una ensalada conservarán su buen perfil nutricional intacto. Pero si las sometemos a la cocción perderán una pequeña porción de nutrientes. Y si las cocemos industrialmente para envasarlas, además les añadirán sal y conservantes. En estos tres procesos su perfil ha empeorado, pero aun así son productos que se pueden consumir perfectamente. Pero si esas verduras forman parte de una sopa de sobre, habrán perdido su buen perfil nutricional para añadirle sal, grasas —probablemente trans— y conservantes, colorantes y potenciadores del sabor. Las verduras en crudo eran beneficiosas para la salud, y las mismas verduras de la sopa tienen para la salud efectos negativos. ¿Cómo ha empeorado el perfil nutricional, verdad? Además de perder las ventajas de las verduras frescas en lo que se refiere a vitaminas y minerales, su contenido en sal, grasas, y almidones —que se utilizan como espesantes— es mayor. Ahora contienen más calorías y menos proporción de nutrientes interesantes.

> A cuantos más procesos culinarios se sometan los alimentos frescos, peor, porque van a ir empeorando su perfil nutricional.

Por eso se recomienda elaborar en casa platos sencillos, eligiendo métodos de cocinado que vayan a favor de conservar las propiedades del alimento, tratando bien el producto fresco para que no se resienta su perfil nutricional. Porque en casa tú manejas los niveles de grasas, azúcar y sal.

Es conveniente disipar ciertas dudas sobre las grasas trans de los ultraprocesados. Este tipo de grasas son el resultado de transformar los aceites líquidos en grasas sólidas, modificando industrialmente su composición química. Este proceso se llama hidrogenación e incrementa el tiempo de vida útil de la grasa. Así se obtienen grasas y aceites para freír que son muy rentables para la industria alimentaria, puesto que ayudan a mejorar la durabilidad, el sabor y la textura de los productos.

Algunos alimentos como la carne de ternera y de cordero, así como la mantequilla y la leche, contienen de manera natural cantidades pequeñas de estas grasas. Sin embargo, la mayoría proviene de los alimentos preparados con aceites vegetales parcialmente hidrogenados. Estas grasas perjudican la salud porque elevan las tasas en sangre de colesterol LDL —perjudicial— y triglicéridos, que aumentan el riesgo cardiovascular.

Hervir patatas y zanahorias no es procesarlas

Hay alimentos sanos —como verduras, legumbres, frutas, nueces, huevos, pescado y leche— que están en la categoría de mínimamente procesados solo por preservar su vida útil con congelación, pasteurización o envasado al vacío.

> Una conserva es una forma
> de mantener un alimento natural durante más tiempo.

Un tomate pelado y conservado con ácido cítrico —que está presente de modo natural en el limón— es un producto procesado perfectamente consumible. Los tomates al natural en conserva no tienen grasas ni azucares. Se someten al calor para destruir los microbios y que aguanten más. Podemos consumirlos sin problema y sin culpa, aunque hayan pasado por una fábrica.

Las conservas de pescado, las verduras naturales congeladas o en conserva, las legumbres cocidas conservadas o productos transformados para permitir su consumo, como el aceite de oliva o el chocolate negro sin azúcar, son productos del supermercado que no tienen nada de malo.

Ahora bien, si un alimento tiene más de dos ingredientes es que ha sido procesado. Entonces hay que fijarse en que no se le haya extraído la fibra natural como al zumo de fruta o a la harina de trigo refinada. La industria extrae la fibra de los alimentos para que no sea atacada por los gérmenes ambientales y alargar así su duración y rentabilidad. También hay que comprobar que no se les haya añadido ningún tipo de azúcar disfrazado con distintos nombres. Se añade azúcar porque este ingrediente puede hacer que casi todo sepa bien con la combinación correcta. Crea consistencia y diferentes texturas en los productos, lo que mejora su apariencia y aceptación. Y también porque alarga la fecha de caducidad.

En la parte final del proceso, la industria suele añadir de vuelta los nutrientes que quitó en un principio para poder anunciarlo en el envase y tener más publicidad y ventas. Ahí tenemos la típica etiqueta que dice «zumo con vitamina C añadida» o «cereal con fibra». Un cereal por definición tiene fibra si no se la quitas. ¿Engañoso, verdad? Crean una falsa impresión de ser saludables, debido a este agregado final de fibra y algunos micronutrientes, y también al reemplazo del azúcar por edulcorantes artificiales o a la reducción de sodio, sin atreverse a decir sal.

He leído opiniones que afirmaban que hervir zanahorias es procesarlas. «No comas nada donde no puedas reconocer el alimento original», dicen otros. Entonces no debería comer pan. Cuando veo una barra no reconozco el trigo. «No comas nada que lleve aditivos químicos», aquí nos lo ponen difícil. No podríamos tomar el 90 por 100 de la comida disponible porque lleva sal. Bien mirado, la sal es el aditivo químico número uno. Lo que quiero decir es que no podemos obsesionarnos con lo procesado o no procesado. Hay que poner sentido común y mantener una actitud crítica y proactiva para comer más alimentos frescos, y evitar todo lo demás que se vende en el supermercado en la medida de lo posible. Si nos ponemos en plan estricto, tendríamos que comer las cosas crudas y tragarlas enteras para no procesarlas. Y ya puestos, tampoco sería admisible beber un vaso de agua si antes ha sido filtrada y clorada.

8
CÓMO DEFENDERSE EN EL SUPERMERCADO

Comprar comida puede ser divertido si tienes oportunidad de relajarte, comparar, probar y elegir. Por eso nos gustan los mercadillos artesanos donde nos dan a probar dulces caseros o embutidos de pueblo, las degustaciones gastronómicas y las rondas de tapas por los bares. Porque podemos elegir y probar la comida.

En el supermercado no nos lo pasamos tan bien. Compramos casi toda la comida a través de un cristal o un plástico, cuando no es un envase opaco. Si ya quieres comparar dos productos por las etiquetas, la cosa no tiene nada de relajada ni divertida.

Lo tenemos interiorizado en el inconsciente cuando decimos: «Me voy a "escapar" un momento al súper». Compramos a contrarreloj. Con una motivación negativa, la fuerza de voluntad se agota pronto. A medida que avanzamos por los pasillos se vuelve más difícil resistirse a las compras imprevistas.

El *marketing* alimentario nos vigila y sabe muchas cosas sobre nosotros. Los consumidores tenemos tendencia a empezar a comprar por el lado derecho de la tienda, en sentido contrario a las agujas del reloj y curiosamente vamos desde el fondo hasta el frente. De modo que los fabricantes de mayor peso suelen colocar sus productos hacia el fondo del local a la derecha. En cambio, la parte central tiene menos tráfico. La entrada de la tienda es un buen lugar para colocar alimentos como frutas y verduras frescas. Cuando el cliente compra primero la comida saludable es mucho más fácil que después compre otros productos menos sanos que generan más beneficios —se dice a sí mismo: «He comprado los tomates y la lechuga para la ensalada, las naranjas del desayuno, las manzanas para llevarme a la oficina»—. Entonces se relaja. Ha metido en el carro bastante producto fresco. Y piensa: «¿Por qué no una *pizza* para cenar?». Una vez la *pizza* está dentro del carro, la venta está asegurada al 80 por 100.

Otra estrategia sencilla y eficaz para que compremos más ultraprocesados es colocarlos cerca de otros productos de mejor perfil nutricional, pero relacionados con la misma receta. Al lado de la pasta integral, la salsa pesto. Al lado de los espárragos o el atún, la mayonesa. En el pasillo de la leche, cereales del desayuno o galletas. Ya lo sabes: si encuentras juntos estos productos no es para ayudarte. Lo que está colocado en los estantes a la altura de los ojos es lo que tienen más interés en venderte. Por eso los productos para niños suelen estar más bajos.

El diseño del envase del producto —forma y color— y el formato en que se vende —grande, pequeño, por porciones— se convierten en factores decisivos en el supermercado porque muchas veces es lo único que puedes ver del alimento que te llevas a casa. Se trata de darle a cada cual lo que psicológicamente ya ha «precomprado».

— Envases verdes con campos, árboles y muchas plantas; envases amarillos con dibujos de frutas, palmeras o animales. Los relacionamos con lo natural y animarán a comprarlos a los que se inclinan por lo vegetal y ecológico.
— Los que llevan en mente perder peso se fijarán en envases con siluetas o fotos de personas delgadas y activas, cintas métricas o básculas.
— Para los que tienen problemas a la hora de ir al baño, los envases que evocan la regulación del ritmo intestinal, personas de aspecto ligero, con colores claros y limpios, los decidirán a comprar.
— Para algunas personas bastará para comprarlo con poner en mayúsculas, en el frontal del envase, la leyenda «sin gluten», «con fibra», «libre de azúcares», o alguna palabra de moda asociada a lo saludable.

Con las ofertas del día o del mes en grandes carteles repartidos por todo el supermercado consiguen venderte aquello a lo que quieren dar salida. Por otro lado, hacen que te recorras todo el súper en busca de ofertas. Es la manera que tienen las empresas para romper la fidelidad a tu marca de siempre, y que pruebes otra. Sientes menos culpa por no ser leal a tu marca si hay un beneficio económico. La mente funciona así. Y lo peor, por ahorrarte unos céntimos puedes perjudicar seriamente tu salud.

Tú que quieres salir rápido del supermercado porque no te lo pasas bien y resulta que la clave para aumentar las ventas es retrasar lo máximo posible el tiempo que tardas en hacer la compra. Por cada minuto extra que pases recorriendo los pasillos aumenta el riesgo de una compra imprevista. Aunque sigamos las recomendaciones de los expertos en salud nutricional de no comprar con hambre, y llevemos una lista cerrada para evitar las compras compulsivas, el supermercado se encarga de «contraatacar» minándonos la moral. A quién no le ha ocurrido llegar un día al súper y encontrarlo cambiado de arriba abajo. No encuentras ni una sola cosa en el sitio que ya te habías aprendido. Se nos echa el tiempo encima. Lo pasamos mal. Han transcurrido dos horas y no tenemos en el carro lo que habíamos venido a buscar. Nos ponemos nerviosos. Ofertas por todas partes, atractivos expositores de productos en la zona de las cajas para compras de última hora. Ya no piensas en la lista, ni en lo saludable o no saludable, sino en terminar como sea y llegar a casa.

¿Podemos decidir la compra al cien por cien?

Diversos estudios coinciden en que tenemos una tendencia instintiva a llenar el carro del súper. Carros más grandes producen compras más grandes y mayores ganancias. Buenas noticias para el negocio y bastante peores para las personas que intentan controlar su sobrepeso. Una alta disponibilidad de comida en casa aumenta el riesgo de conductas desordenadas como comer entre horas o incrementar las raciones. Un carro grande lleno hasta arriba de comida contribuye a crear un ambiente obesogénico en el hogar. Hay que preguntarse cuánto de lo que llevamos en el carro está decidido de una forma consciente. Elegimos en automático y después buscamos la explicación que mejor encaja para justificar esa elección. Nos autoengañamos habitualmente cuando compramos.

Lo cierto es que tener la lista de la compra en la cabeza, además de la información nutricional para valorar o comparar cada uno de los alimentos, es un esfuerzo que nos abruma y fatiga. Por eso abandonamos esa carga mental en el inconsciente. En el supermercado es más práctico que concentremos nuestra limitada energía en aprender a comprar solo fijándonos en algunos puntos concretos. Así podremos mejorar aceptablemente nuestras elecciones. A eso es a lo que podemos aspirar.

En la primera línea de información que debemos mirar están la cantidad de calorías por cien gramos de producto, las grasas, teniendo en cuenta su calidad, la cantidad de azúcares añadidos, la cantidad de sal, la cantidad de fibra, los tipos de conservantes, además de saber a qué equivale una porción de ese producto.

> El orden de los ingredientes en un producto está determinado por el contenido de mayor a menor.

— Si el azúcar ocupa uno de los primeros lugares, el producto tiene bastante azúcar. El azúcar añadido por el fabricante aparece a menudo como sacarosa, glucosa, dextrosa, fructosa o maltosa.
— Los edulcorantes artificiales suelen aparecer como sacarina, sucralosa o aspartamo.
— Como sabemos, sal y sodio no es lo mismo pero a menudo suenan como sinónimos, por lo que el contenido de sodio nos parece mucho menor y nos puede llevar a confusión. Como regla general, debemos evitar aquellos productos que contengan mucha sal, es decir, un gramo y medio o más por cada cien gramos de producto.
— En cuanto a las grasas, hay que fijarse en la grasa total por cada cien gramos, y que no contengan grasas trans o parcialmente hidrogenadas, ni aceite de coco o de

palma. Si lleva grasa saturada, que sea una cantidad pequeña sobre la grasa total. La Organización Mundial de la Salud recomienda un porcentaje de grasa saturada no superior al 10 por 100 de las calorías totales diarias, y debe provenir preferentemente de alimentos como lácteos y frutos secos.

— Al contenido de fibra no le solemos dar importancia y es crucial para la salud y la saciedad. La recomendación diaria de fibra es de veinte a treinta y cinco gramos. Fíjate que el producto que te vendan como integral contenga alrededor de cuatro gramos de fibra por porción cuando es arroz, pasta o pan integral.

En una segunda línea de información hay que mirar la cantidad de proteínas tanto en productos de origen vegetal como animal, el contenido en otros carbohidratos como féculas o almidones, y las vitaminas y los minerales.

No a los «imprevistos» fijos

Antes de hacer la lista de la compra, hay un trabajo muy importante que hacer en casa: planificar los menús que vas a preparar a lo largo de la semana. ¿A que es duro y requiere un gran esfuerzo mental pensar en tantos platos? Que se lo pregunten a nuestras madres y abuelas. La lista tiene que salir a partir de los menús y no al revés. Es importante que pienses en las comidas que vas a poder hacer en casa de un modo realista, sin autoengañarte. Calibrando bien las que vas a tener tiempo de preparar.

Estamos muy presionados por la familia, el trabajo y la culpa. Nos llenamos de buenas intenciones que luego, cuando llega el momento, por falta de tiempo o de ganas no cumplimos. Vamos a comprar menos y mejor si somos realistas en eso. La comida pensada para un uso concreto «nos quema en la nevera». Inventamos pretextos para consumirla cuanto antes, y que no se estropee. Esa forma de comprar tan poco ajustada al día a día hace que tomemos más calorías imprevistas a lo largo del mismo.

Si no eres quien compra en casa, pero intentas mejorar tu alimentación o controlar tu peso, tienes que participar en la confección de los menús e involucrarte en qué clase de comida entra en el hogar, pactándolo con la persona encargada de comprar.

Cuando programes los menús, puedes reducir la densidad energética de los platos haciéndolos más saciantes. Piensa en incorporar alimentos ricos en agua, como cremas caseras y vegetales crudos. Aumenta el contenido de fibra: más fruta, verdura, legumbres y cereales integrales. La compra debe intentar ser saludable para toda la familia. Si puedes hacer con los ultraprocesados como si no existieran, sería un gran logro por tu parte.

En el caso de padres con hijos pequeños, los responsables de su dieta y educación alimentaria son siempre los adultos. Deben elegirles los menús y no justificar extras como «es que la *pizza* le gusta a mis hijos». Hay que acabar con los «imprevistos» fijos.

Compro hamburguesas congeladas porque todos los sábados comemos tipo burger.

Esta no es la actitud correcta. Por tanto, ve al supermercado con la lista de lo necesario para elaborar cada plato y no te salgas de ella. Eso te facilitará comer más sano y te ayudará a desperdiciar menos comida y a ahorrar.

Los cambios reales en tu alimentación se producen no cuando comemos, sino cuando compramos.

Debes aprender a soportar la presión en el supermercado. Debes ser consciente de que intentarán que compres de más. Y a estas alturas, debes saber que la comida que adquieras de más, de una manera u otra, te la acabarás comiendo.

DIETAS ENGAÑOSAS, DIETAS ARRIESGADAS

9
Las dietas para adelgazar

Dietas extremas, teorías peligrosas

En 1999, el actor estadounidense Tom Hanks, conocido internacionalmente por películas como *Forrest Gump, El Código Da Vinci* o *The Post,* se sometió a un proceso deliberado de sobrepeso, seguido de un adelgazamiento muy rápido. Lo hizo para meterse de manera realista en la piel de un superviviente en la isla desierta de la película *Náufrago.* En la primera parte del rodaje engordó veinte kilos a base de carbohidratos, azúcares y comida rápida, como hamburguesas, perritos calientes y *pizzas.* Y nada de ejercicio físico. Para la segunda parte de la película el actor debía adelgazar treinta kilos en cinco meses. Ton Hanks declaró entonces que había sido una de las peores experiencias de su carrera como actor. Tenía constantemente a su mujer y a sus hijos vigilándolo. Cada vez que intentaba comerse una galleta de chocolate, alguien le daba un cachete.

Engordar fue bastante sencillo, pero adelgazar me costó muchísimo.

En 2013, con cincuenta y siete años, Tom Hanks fue diagnosticado de diabetes tipo 2. Tres años más tarde, en 2016, fue el propio actor quien lo confesó al mundo. A raíz de su enfermedad seguía un tratamiento con pastillas, y llevaba un control estricto del peso, con dieta y ejercicio. Su médico le dijo que si conseguía un determinado peso controlaría la diabetes. El actor culpó a su desordenada dieta como el detonante de su enfermedad. Hizo autocrítica sobre su estilo de vida y apuntó que entre las causas podrían estar los constantes cambios de peso que habían requerido sus papeles en el cine. ¿Cómo influyeron los cambios físicos extremos que experimentó su cuerpo para hacer la película *Náufrago* —catorce años antes—, en la aparición de la diabetes de Tom Hanks? Científicamente no podemos hablar en términos de causa y efecto, pero es muy probable que exista alguna correlación. Esencialmente porque estos cambios de peso, aunque menos agresivos, han sido repetidos por el actor a lo largo de su carrera, como él mismo ha reconocido.

Los médicos sabemos que cuando se lleva al organismo a situaciones límite, se le está enseñando a transitar por caminos peligrosos adonde puede volver repetidamente con un estímulo mucho menor. El efecto rebote de las dietas extremas es un buen ejemplo de lo que digo. En ocasiones, se resiente la salud en algún punto, y ya se convierte en nuestro talón de Aquiles.

> Una dieta restrictiva puede desencadenar en personas predispuestas una tendencia a trastornos de la conducta alimentaria, por lo que siempre tendrán que estar vigilantes.

En otros casos, como el ayuno, las dietas restrictivas, o cambios de peso continuos como los de Tom Hanks, los daños se acumulan y pueden quedar latentes durante años hasta que detonan en alguna enfermedad. El problema es que no sabemos con exactitud cuándo van a dar la cara.

Cuando perdemos la sensatez de modo transitorio, siguiendo a algún moderno gurú de la depuración nutricional, y aplicamos sus creencias no científicas a nuestra alimentación, de un modo u otro estamos violentando el organismo. Ante cualquier trastorno, enfermedad o agresión, sea sobrevenida o voluntaria, el organismo siempre intentará reparar el daño lo mejor que sabe. Esa reparación suele dejar una cicatriz física y psicológica. Y como todo el mundo sabe, cuando te quemas la piel y queda cicatriz, esa piel nunca vuelve a ser la misma que era.

Los ratones no salen a cenar los viernes

Tengo referencias de una dieta llamada de los alimentos acalóricos, cuya base teórica es que solo en hacer la digestión ya se gastan más calorías que las que aportan al organismo los alimentos digeridos. Como el balance energético es negativo, se adelgaza.

Cualquier persona puede entender que una dieta así es antifisiológica, antieconómica y, sencillamente, imposible. Pero su ejemplo nos sirve muy bien para apreciar el tenor del engaño al que estamos sometidos. La falsedad hace que la verdad retroceda y enmaraña la posibilidad de reconocerla. Las teorías peligrosas para la salud que formulan las dietas extremas adaptan de modo engañoso hipótesis científicas obsoletas, hallazgos de laboratorio no aplicables en vivo, estudios en humanos sacados de contexto o investigaciones en ratones no probadas en personas. Se han hecho ensayos con ratones sobre los efectos adelgazantes del vinagre de manzana, y de la alcachofa con resultados nada concluyentes. Pero los vendedores de cápsulas y ampollas de extracto de alcachofa o de vinagre de manzana utilizan estos estudios en ratones a su favor como soporte «científico» de un próspero negocio.

¿Realmente podemos aplicar a personas los resultados de los estudios en ratones sobre la obesidad y la pérdida de peso? En mi opinión, claramente no. Un hallazgo en ratones no es un dato en personas. Ensayar con éxito un fármaco en estos animales no significa una cura en humanos.

Cuando comunicamos estos experimentos a la sociedad debemos ser muy cautos, matizar muy bien las conclusiones, y dejarlo meridianamente claro para no crear falsas expectativas ni creencias no científicas. El factor social, la cultura, la identidad, las creencias, los hábitos, las actitudes, las decisiones y el autocuidado son de tanta importancia como el factor biológico.

Los ratones no compran en supermercados, ni soportan la presión de la publicidad. Los ratones no comen por compromiso o aburrimiento, ni ayunan para adelgazar. Los ratones no salen los viernes con sus amigos a cenar y a tomar copas.

10
DIETAS BAJAS EN CARBOHIDRATOS Y BAJAS EN GRASAS

REDUCIR LAS GRASAS O BAJAR LOS CARBOHIDRATOS, ¿ES ESA LA CUESTIÓN?

Un plan de alimentación tiene que ser lo suficientemente abundante para que una persona no pase hambre. Las dietas de hambre no funcionan. Cuando es excesivamente hipocalórica, pasan necesidad, se la saltan y rompen su compromiso.

Las dietas de «miedo a pasarte» tampoco funcionan. Contar las calorías, pesar los alimentos en cada comida, asignar puntos o equivalencias a los ingredientes, exige llevar una contabilidad diaria tan detallada, que acaba por fatigar a la persona que sigue una dieta de este tipo.

Cuando estamos psicológicamente preparados para conseguir adelgazar con posibilidades de éxito real, además de diseñar un plan de actividad física, se modifica la dieta habitual para que aporte menos calorías diarias y poder así ayudar a la pérdida de peso. En la decisión sobre qué tipo de dieta hipocalórica elegir se deben sopesar dos cuestiones. Cuál va a ser más eficaz para conseguir el objetivo de peso y mantenerlo a largo plazo, es decir, más de doce meses. Y por otra parte, cuál se adapta mejor a los hábitos alimentarios de esa persona para que sea sostenible como un plan de alimentación propio.

Si lo que nos planteamos *a priori* es saber si funciona mejor una dieta baja en carbohidratos o una baja en grasas para perder peso en términos absolutos, la respuesta la podríamos obtener, probablemente, estudiando dos grupos homogéneos de adultos de ambos sexos, a los que durante un periodo suficientemente largo ofreciéramos la dieta baja en grasas a un grupo y la baja en carbohidratos al otro, y transcurrido el tiempo, comparásemos los resultados. Pues bien, ese estudio ya ha sido publicado en la revista *JAMA* de la Asociación Médica de Estados Unidos, en 2018. Lo ha realizado el profesor Christopher Gardner y su equipo de la facultad de medicina de la Universidad de Stanford, California. Trabajaron con seiscientas nueve personas de entre dieciocho y cincuenta años, con similar proporción de hombres y mujeres. Los participantes se dividieron en dos grupos y se les asignó aleatoriamente una de las dos dietas, baja en carbohidratos o baja en grasas. Los participantes del estudio siguieron su dieta asignada durante un año completo.

Esta fue la conclusión de la investigación: se consiguen resultados parecidos tanto si se sigue una dieta baja en grasas o como una baja en carbohidratos, como estrategia para perder peso. Los participantes perdieron un promedio de seis kilos durante un año. Pero mientras que algunos bajaron más de veintiséis, otros ganaron entre seis y diez. «En ambos grupos, las personas que habían logrado perder más peso dijeron que les habíamos cambiado su relación con la comida, y por eso ahora estaban más atentos a cómo comían», apunta el profesor Gardner. Es decir, la elección de una dieta u otra no es un factor determinante. Elijas la que elijas como método para adelgazar vas a obtener resultados parecidos. Ninguna de las opciones es mejor.

Lo que sí parece determinante, sea cual sea el tipo de dieta, es el factor psicológico. Hubo un cambio de actitud hacia la comida, un enfoque mayor en cómo comían. Uno de sus principales logros fue alentarlos a cambiar a fuentes más saludables de grasas o de carbohidratos. El propósito desde el principio fue un equilibrio nutricional con el que se sintieran cómodos a la larga, más allá de los límites del estudio. «Queríamos que eligieran un plan de dieta baja en grasa o baja en carbohidratos que pudieran seguir para siempre, en lugar de una dieta que abandonasen cuando terminara el estudio», señala el profesor Gardner. Esta conclusión es importante porque no hay que plantear la dieta como tal, sino como un plan de alimentación con futuro.

Para comprender mejor los factores que pueden impulsar el aumento y la pérdida de peso, Gardner y su equipo también secuenciaron los genomas —ADN— de los participantes. Buscaron patrones de genes que se pudieran asociar con el diferente metabolismo de grasas o carbohidratos de unas personas u otras. Otra prueba midió a todos los niveles iniciales de insulina y sus variaciones. Sin embargo, los investigadores no pudieron encontrar ningún vínculo entre los patrones genéticos de los participantes o la producción de insulina, y las probabilidades de que esa persona consiguiera mejores resultados en la pérdida de peso con una dieta baja en grasa, o por el contrario, con una baja en carbohidratos. Esta última conclusión del estudio nos lleva a una gran cuestión: ¿qué peso tienen los genes en la obesidad?

¡Quiero adelgazar en esta vida!, no tengo otros genes.

Si la obesidad estuviera determinada genéticamente, una solución hipotética e imposible sería cambiar los genes. El problema es que para modificar tus genes tendrías que volver a nacer, y previamente seleccionar otros padres para estar más seguros de que se produce un cambio genético real.

Bajando a la realidad de la consulta, cuando un médico tiene delante a una persona preocupada por su sobrepeso, y lo mira a los ojos, le está pidiendo soluciones aquí y ahora. No tiene mucho más tiempo que perder. Algunas personas cuentan que se sienten culpables por tener unos «malos» genes que les llevan a la obesidad. Pero ¿realmente tienen motivos para sentirse así por sus genes? Vamos a verlo.

El componente genético no puede explicar la actual epidemia de obesidad. De hecho, desde 1975, la obesidad se ha casi triplicado en todo el mundo. Pero los genes de la humanidad no los hemos cambiado en ese tiempo, son los mismos que antes de la epidemia. Eso significa que la genética no lo es todo, que hay más factores que intervienen.

En la Universidad de Harvard, en Estados Unidos, hicieron un estudio con treinta y dos genes relacionados con la obesidad, publicado en 2014. Vieron que si no se lleva una dieta insana la genética no predice nada.

En el caso que hubiera una predisposición familiar a la obesidad, sería importante diferenciar si la tendencia está relacionada con procesos internos del organismo difíciles de modificar, o afecta al comportamiento. Por ejemplo, la predisposición de los miembros de la familia a tener unas ganas de comer aumentadas. En este caso se podría modular esa tendencia con el trabajo de las actitudes y las decisiones voluntarias de las personas afectadas.

En mi opinión, el componente hereditario de la obesidad radica en las costumbres alimentarias que se transmiten de padres a hijos. Por eso el papel de la familia y el entorno social son claves para prevenirla.

En este sentido, se ha publicado un nuevo estudio que desmiente que las personas con problemas de sobrepeso u obesidad estén predeterminadas desde su nacimiento para sufrir estas enfermedades. Al contrario.

Solo un pequeñísimo porcentaje con una mutación genética rara tiene predisposición a desarrollar obesidad mórbida. En el resto de las personas, el sobrepeso y la obesidad se debe a los malos hábitos nutricionales y a la falta de ejercicio.

Esta es la conclusión rotunda de un estudio de la Universidad de Múnich, Alemania, publicado en 2018, y realizado por un equipo de investigadores de varias universidades de Europa y Estados Unidos. Esto supone un cambio radical de perspectiva en las causas genéticas de la obesidad.

Durante años se ha afirmado que para que sean efectivas algunas dietas debían tenerse en cuenta los factores genéticos. Se confirma, por tanto, que elaborar dietas personalizadas en función de perfiles genéticos asociados con la obesidad y el sobrepeso es un error.

En 2007 se publicó en la revista *Science* el descubrimiento del gen de la obesidad llamado FTO. Pues bien, este estudio ha puesto en cuestión que el gen FTO juegue un papel importante en la obesidad, resaltando que solo es relevante en mutaciones muy poco frecuentes.

Los científicos dejan al descubierto que la idea de prescribir o prohibir ciertos alimentos, seguir determinados hábitos y calcular el porcentaje de macronutrientes en función de este gen FTO y de otro gen relacionado llamado MCR4, que se asocian desde hace unos años con la obesidad y el sobrepeso, es completamente errónea.

Constatar que el sobrepeso no tiene una base genética clara, salvo en casos muy puntuales como señala este estudio, tiene un doble efecto en el factor psicológico de la persona con sobrepeso. Para algunas supone una liberación de la culpa; para otras, tal vez, el fin de una excusa para no iniciar un cambio de hábitos.

11
Dieta hídrica de ayuno prolongado

Diario de un seguidor de esta dieta

Imaginemos que un día después de desayunar, tomamos una decisión que va a cambiar las próximas semanas de nuestra vida. Nos sentimos desesperados. Estamos siguiendo una dieta hipocalórica, pero tenemos la amarga sensación de que nos encontramos estancados en la pérdida de peso, de que no vamos lo suficientemente deprisa. Por eso vamos a dejar de comer para comenzar una dieta de ayuno.

A partir de ese momento nuestra alimentación se va a reducir a agua y suplementos de vitaminas y minerales. El organismo está acostumbrado a la situación de ayuno todas las noches durante el sueño. Desde que cenamos hasta que tomamos el primer alimento de la mañana, pueden transcurrir entre diez o doce horas —incluso más—, en las que el cuerpo gasta energía para mantener las funciones vitales, pero la repone con las reservas de glucosa. Aunque también puede activar los mecanismos para extraer esa energía que necesita de la grasa almacenada.

Nuestra determinación de ayunar es total. Se acerca la hora de la comida y nos va entrando hambre. Pero nos mantenemos firmes y logramos evitarla con un paseo y dos botellas de agua. A la hora de la cena, tras doce o catorce horas sin comer, la sensación de hambre es intensa. La soportamos a duras penas y logramos saltarnos la cena. Nos vamos a la cama con un «agujero» en el estómago, y con la esperanza de que el esfuerzo atroz que estamos haciendo se note pronto en la báscula.

Nuestro organismo está sufriendo cambios para adaptarse a una situación que percibe como una emergencia. Durante las primeras horas sin comer se consume la glucosa circulante en la sangre, luego se recurre a la almacenada en el hígado, y también se va agotando el glucógeno muscular. El glucógeno necesita una gran cantidad de agua para almacenarse en el hígado o en los músculos. Por cada gramo que se guarda se necesitan unos tres gramos de agua. Cuando el glucógeno se consume, toda esa agua retenida se libera.

En los primeros días podemos notar una rápida pérdida de peso en la báscula. Pero en realidad no hemos perdido masa grasa, solo agua. La báscula dice que estamos adelgazando y eso nos motiva a seguir con el ayuno.

El organismo empieza a movilizar las grasas como fuente de energía. Los músculos pueden utilizar los ácidos grasos libres como combustible. El hígado transforma ácidos grasos en cuerpos cetónicos que sirven para suministrar energía a otros órganos como el corazón o los riñones. Estos cuerpos cetónicos, cuando pasan a la sangre, tienen el efecto de disminuir la sensación de hambre. Nos sentimos más confortables con la situación de ayuno. El aliento y la orina tienen ahora un olor especial. El organismo ha entrado en el estado de cetosis. Empezamos a «quemar» masa grasa, pero la pérdida de peso es menor de la esperada. ¿Por qué nos hemos estancado en la báscula?

Cuando el cuerpo detecta que no hay suministro de energía procedente de la alimentación, reacciona disminuyendo la tasa metabólica basal. A menos ingresos, menos gastos. Se ponen en marcha entonces mecanismos celulares para aprovechar al máximo la energía disponible. Y también disminuye de manera importante la actividad física. La situación de emergencia metabólica que se está viviendo afecta de modo importante al factor psicológico. Al entrar en el estado de cetosis lo cierto es que la sensación de hambre atroz de los primeros días ha disminuido. Aunque el cerebro genera sensaciones de cansancio, y pasa a una fase de economía de movimientos. Esto hace que se compense el balance energético, de modo que una persona sometida al ayuno prolongado va a ir perdiendo menos peso proporcionalmente a medida que transcurran los días.

Se dejará de producir insulina para permitir que los músculos liberen sus proteínas, para «quemar» los aminoácidos, principalmente alanina, y producir más glucosa en el hígado por un mecanismo llamado gluconeogénesis. El problema es que sin nuevas proteínas aportadas en la dieta, nos costará hacer las reparaciones celulares que son imprescindibles. Ahora estamos perdiendo peso a costa de «quemar» masa muscular.

El cerebro requiere ciento veinte gramos de glucosa diarios para funcionar. Cuando van disminuyendo los niveles de glucosa en sangre, comenzará a usar los cuerpos cetónicos para cubrir parte de sus necesidades. Además, reducirá su gasto de glucosa, aunque sigue necesitándola.

Llevamos ya bastantes días de ayuno tomando solo agua y vitaminas. El organismo sigue «quemando» sus propias proteínas para fabricar glucosa y a la vez recurriendo a las grasas para alimentar a los órganos que pueden utilizar cuerpos cetónicos.

Pero en este punto se produce un serio conflicto. Si quemamos todos los muebles de la casa para calentarnos, llega un momento en que nos quedamos sin casa y sin fuego. Es decir, si seguimos quemando proteínas se corre un gran riesgo de fallos orgánicos graves e irreversibles. No hay que olvidar que el corazón es un músculo. En esta fase empiezan a producirse daños en órganos importantes como el hígado y los riñones. El sistema inmune tampoco funciona correctamente.

La falta de nutrientes favorece enfermedades que podrían causarnos la muerte antes incluso de que nos la cause la propia falta de alimento.

En esta fase, el organismo ha reducido la tasa metabólica basal en más del 40 por 100. La persona ya no hace ejercicio y apenas le quedan fuerzas para moverse. Alrededor de las tres semanas de ayuno se entra en una fase distinta. Tras una pérdida de interés por la comida durante casi todo el ayuno, excepto durante los dos o tres primeros días, ahora se produce un apetito desmedido, hay gran adelgazamiento —que notamos en la báscula y en el espejo— y gran debilidad. A pesar de la delgadez se inflama el hígado y se hincha el vientre. Nos estamos «comiendo» nuestras proteínas. Hay degradación de los tejidos y desequilibrios en los fluidos corporales que producen arritmias y fallos en el corazón. La muerte por inanición se puede llegar a producir en cualquier momento.

En busca del peso perdido

La dieta hídrica de ayuno prolongado, como hemos visto, es muy peligrosa, y ha ocasionado la muerte en algunas personas.

> Desde el punto de vista médico, la desnutrición que provoca esta dieta tiene consecuencias importantes en distintos órganos.

— El deterioro de los músculos respiratorios hace descender la capacidad pulmonar.
— En el corazón disminuye el grosor del músculo, con reducción del gasto cardíaco, el volumen sistólico y la capacidad máxima de trabajo.
— En el tubo digestivo se reducen las vellosidades intestinales con malabsorción para carbohidratos y vitaminas.
— Hay un descenso de los niveles de testosterona y estrógenos circulantes, y menos capacidad reproductiva.
— En las mujeres se puede producir una falta de menstruación.
— En cuanto a la función inmunológica, disminuyen las defensas y aumenta el riesgo de infecciones.

Por fortuna, la mayoría de las personas que siguen esta dieta recuperan la sensatez y comienzan a comer antes de que ocurra una desnutrición severa o fallos orgánicos irreversibles. Aunque el tránsito por este camino peligroso ya ha producido una marca. Será una experiencia «inolvidable» para el organismo y puede haber secuelas.

Al volver a tomar alimentos, primero se realizan las reparaciones necesarias en los órganos con los aminoácidos procedentes de las proteínas de la dieta. Se deja de quemar grasas y se obtiene la energía a partir de la nueva glucosa que entra con la digestión de carbohidratos. Se reponen los depósitos de glucógeno que almacenan tres veces su peso en agua. En la báscula iremos recuperando peso rápidamente. Pero hay un problema.

Tras el ayuno, la tasa metabólica basal sigue muy disminuida, y seguirá así mientras el cuerpo no perciba que el riesgo de volver a la situación de ayuno ha desaparecido.

Con la dieta hídrica hemos minado la autoconfianza del organismo. Con este «miedo metabólico», las reservas grasas irán aumentando a medida que pasen los días y el cuerpo consuma menos calorías de las que gasta. Esta situación lleva a almacenar más grasa que antes de hacer la dieta de ayuno, e incluso más que antes de hacer aquella dieta hipocalórica que nos parecía tan lenta. Por eso, cuando una persona deja de ayunar, recupera y aumenta el peso perdido en poco tiempo. Es el llamado efecto rebote.

12
Dietas cetogénicas y vegetarianas

Bienvenido al estado de cetosis

Diario de una persona con sobrepeso entrando en el estado de cetosis.

Los inicios fueron crueles. Las cinco comidas del día eran porciones de proteínas y grasas con verduras. Entras en un mundo nuevo, en una rutina nueva, con la promesa de una vida nueva. Pero lo que tú sientes en ese momento no tiene nada que ver. Constantes náuseas, dolorida de puro agotamiento. Parece que en cualquier momento vas a colapsar. Te aíslas. Dices ¡no! a hacer cualquier cosa que signifique que habrá comida a la vista. Poco a poco vas entrando en un estado de bienestar. Te animas. Se te quitan las nubes de los ojos y vas viendo muy claro que tienes que seguir hasta el final, que puedes conseguir esa nueva vida.

Todos hemos entrado alguna vez en el estado en cetosis. Mientras dormíamos hasta llegar a esa primera comida del día que es el desayuno. En el transcurso de una enfermedad infecciosa que nos mantuvo varios días con fiebre en cama. Cuando de pequeños comíamos poco y nuestra madre decía lo de «a esta niña le huele la boca a acetona».

Sí, todos nosotros hemos visitado alguna vez sin querer el estado de cetosis al que se llega cuando el organismo forma cuerpos cetónicos en el hígado a partir de las grasas que almacenamos en el cuerpo. Un estado al que ya hemos visto cómo se llega en el ayuno prolongado.

Es muy probable que buena parte de esos casi cuatro millones de españoles con sobrepeso que han hecho en alguna ocasión dietas restrictivas sin control médico hayan estado sin saberlo en el estado de cetosis.

Este estado no se alcanza solo con el ayuno, a esta situación también se llega cuando la cantidad de energía de la dieta es menor de la requerida. Con cualquier dieta hipocalórica que aporte muy pocos carbohidratos y esté por debajo de mil calorías se puede llegar a la cetosis. Este es el caso de buena parte de las dietas milagro.

Las dietas bajas en carbohidratos, que limitan su consumo a menos de cincuenta gramos al día, son cetogénicas. Estas dietas pueden ser ricas en grasa, con hasta el 75 por 100 de las calorías totales aportadas, o ricas en proteínas —hiperproteicas—, en las que el nutriente que predomina es la grasa, pero aumenta la proporción de proteínas hasta el 30 por 100 de la energía diaria ingerida.

La promesa de las dietas cetogénicas es activar el estado de cetosis y «quemar» las grasas acumuladas para adelgazar, sin tocar las proteínas de los músculos y órganos, evitando lo que ocurre en el ayuno prolongado.

La palabra keto suena a japonés, pero no tiene nada que ver con Japón, ni con la cocina de este país. Keto significa 'ketogénica' o 'cetogénica', y se refiere a una versión actualizada a 2019 de las dietas cetogénicas clásicas que incluían muchas grasas saturadas. La aportación novedosa de esta dieta es que limita el consumo de grasa animal e introduce grasas monoinsaturadas de aceites vegetales y las poliinsaturadas del pescado azul, el aguacate y los frutos secos, que se asocian a una mejora de los niveles de colesterol en sangre con respecto a dietas de tipo Atkins, basadas en el consumo de carnes rojas, mantequilla y beicon. El problema es que también utiliza el aceite de coco, otra grasa vegetal mucho menos saludable.

Mensaje de una persona en pleno estado de cetosis:

No estoy solo. Tengo un poderoso aliado en esto. Si hay algo parecido a un milagro para convertirte en una máquina de quemar grasa ese es el aceite de coco. Lo uso en las ensaladas, para los huevos revueltos, para saltear unos champiñones. Y en el café. A mí me parece que está bueno. De verdad que no sabe a bronceador, para nada. Uso aceite de coco, pero sin pasarme, que si tomas mucho tu cuerpo no tirará de las grasas que guardas, que es de lo que se trata, ¿no? Cuidado con esto porque puede darse el caso de que estés en cetosis y no adelgaces ni un gramo.

Un buen momento para explicar algunas cosas. El aceite de coco se ha puesto de moda como superalimento, pero hasta hace no muchos años era una grasa saturada de segunda categoría que se empleaba principalmente en la bollería industrial. Los gurús de la depuración nutricional, los *influencers* de las redes sociales, los famosos y el *marketing* comercial son verdaderos transformadores de la opinión de la sociedad y han hecho un buen trabajo con el aceite de coco.

Una encuesta de *The New York Times,* realizada en 2016, señalaba que el 72 por 100 de los estadounidenses estaba convencido de que el aceite de coco era saludable. Pues bien, en 2018, Karin Michels, directora del Instituto para la Prevención y Epidemiología de Tumores de la Universidad de Friburgo, en Alemania, y profesora en Harvard, lo ha dejado bien claro: «El aceite de coco es puro veneno. Una de las peores sustancias que puedes comer», ha señalado. Michels explica que el 80 por 100 del aceite de coco son grasas saturadas, que suponen más del doble de las que contiene la manteca de cerdo y un 60 por 100 más que un chuletón de ternera.

Quiero convertirme en una máquina de quemar grasa, ¿cuál es el precio?

En versiones de dietas cetogénicas extremas, la proporción de carbohidratos en la dieta se suele reducir al 5 por 100, lo que supone unos veinte o treinta gramos al día. Su aporte serían solo cien calorías sobre una dieta tipo de dos mil. En esa dieta la grasa supondría el 75 por 100 y mil quinientas calorías, unos ciento sesenta y siete gramos; y las proteínas el 20 por 100 y cuatrocientas calorías, es decir, cien gramos. Como el poder saciante de las proteínas aumenta con la cantidad que ingerimos, algunas versiones de dietas hiperproteicas, para conseguir más saciedad, fuerzan el porcentaje del 20 por 100 y llegan al 30 o lo exceden. Esta es una situación de riesgo en la que ya empezamos a pagar un precio.

Cuando el consumo diario sobrepasa los ciento cincuenta gramos de proteínas, y se mantiene en el tiempo, puede haber efectos adversos sobre el riñón y, por tanto, sobre la presión arterial.

Las personas con sobrepeso, que sufren, además, trastornos asociados, como síndrome metabólico y diabetes tipo 2, se convierten en candidatos a la hipertensión arterial.

Desde el punto de vista médico, el uso de las dietas cetogénicas para el tratamiento del sobrepeso y la obesidad tiene potenciales efectos negativos sobre la salud. Y como en el caso del ayuno prolongado, desconocemos las consecuencias a largo plazo de «transitar por este camino». Estas dietas se prescriben bajo control médico en la epilepsia, aunque son difíciles de manejar porque, al ser tan restrictivas, tienen poca adherencia de los pacientes.

En personas con obesidad mórbida que se van a someter a una intervención de cirugía bariátrica, seguir una dieta cetogénica controlada por el médico puede ayudar a reducir el peso corporal. La cuestión clave es cuánto tiempo puedes mantenerte en cetosis sin comer frutas, verduras, cereales y legumbres. En mi opinión, no demasiado, porque los carbohidratos están muy presentes en nuestra vida cotidiana, y mucha gente acaba volviendo a ellos.

Algunas personas refieren cansancio y fatiga al suprimir los carbohidratos. A los que están acostumbrados a hacer ejercicio físico se les hace muy complicado bajar de cincuenta gramos de carbohidratos al día. Una de dos, o entras en cetosis, o practicas deporte. El aporte de algunas vitaminas y fibra es mínimo, y el estreñimiento entra en escena.

En la práctica clínica, de entrada, hay que tratar los déficits de vitaminas, el estreñimiento y los altos niveles de ácido úrico con medicación cuando sea necesario. Hay que supervisar que beban muchos líquidos para atenuar los efectos sobre el riñón de tantas proteínas, y mejorar de paso, el estreñimiento. Hay que estar muy pendientes de sus analíticas para hacer una valoración continua de la función del hígado, del perfil lipídico por el consumo masivo de grasas y del filtrado renal. También hay que chequear el corazón y vigilar el cerebro por posibles episodios de bajo rendimiento y desconcentración.

En mi opinión, la dieta cetogénica es una cuestión tan seria como el ayuno prolongado. Es capaz de causar estragos sin que seamos del todo conscientes de ello. Cuando nos «subimos al carro» de una dieta cetogénica, ella nos lleva, nosotros no la controlamos.

La liberación de los carbohidratos

No son buenas noticias para los cetogénicos. No van a gustar, probablemente, a paleos, ayunantes o ketos, ni a todos los que evitan los carbohidratos en beneficio de las proteínas y las grasas que son tendencia en Europa y Norteamérica como dieta de elección para la pérdida de peso.

Un estudio publicado en la revista médica *The Lancet,* en 2018, señala que las dietas bajas en carbohidratos y basadas en la carne pueden acortar la vida. Las personas que siguen una dieta moderada en carbohidratos, y obtienen entre el 50 y el 55 por 100 de sus calorías diarias de alimentos como el pan, la pasta, las patatas y el arroz, viven varios años más que las que no lo hacen. ¿Qué pensará ahora un cetogénico que vive con un 5 por 100 de carbohidratos?

La investigadora en medicina cardiovascular, Sara Seidelmann, del Brigham and Women's Hospital en Boston, Estados Unidos, explica que observaron que cuanto más baja era la proporción de carbohidratos en la dieta, más baja era también la esperanza de vida. A partir de los cincuenta años, la esperanza de vida promedio fue de treinta y tres años adicionales para aquellos con una ingesta moderada de carbohidratos, en comparación con los que hicieron muy bajo consumo de carbohidratos, que tuvieron solo veintinueve años más a partir de los cincuenta. Aquellos con un alto consumo de carbohidratos tuvieron treinta y dos años más a partir de los cincuenta.

> Una dieta alta en carbohidratos se refiere a que más del 70 por 100 de las calorías que se consumen al día provienen de estos alimentos.

Los investigadores también detectaron que las dietas que reemplazan los carbohidratos por grasas y proteínas de animales como pollo, cerdo, cordero, ternera o queso están relacionadas con mayores tasas de mortalidad. Por el contrario, cuando reemplazamos los carbohidratos de la dieta con proteínas y grasas de origen vegetal, la esperanza de vida aumenta.

La aplicación práctica del estudio es que a la hora de elegir una dieta baja en carbohidratos para perder peso no basta solo con reducirlos, sino que es necesario elegir la opción más saludable, que es reemplazarlos con alimentos de origen vegetal como legumbres y frutos secos.

Se habla de una dieta baja en carbohidratos cuando proporcionan menos del 40 por 100 del total de energía de la dieta, aunque muchas para perder peso reducen esa proporción al 20 por 100 y aún menos —las cetogénicas—. Además, esta clase de dieta vegetal podría mejorar la salud cardiovascular, especialmente en mujeres.

Según los investigadores, los resultados son concluyentes. Las dietas bajas en carbohidratos, tan de moda, reducen la longevidad y no deberían incentivarse. Si una persona decide libremente comenzar una dieta de este tipo, ha de tener en cuenta los datos de este estudio e incluir por lo menos más proteínas vegetales, que promueven un envejecimiento saludable.

Cetogénicos frente a vegetarianos

Frente a las dietas cetogénicas en sus distintas y nuevas versiones, se sitúan en popularidad y seguimiento mundial las vegetarianas. Una opción basada en alimentos de origen vegetal con rechazo de los de origen animal. La base teórica de las dietas vegetarianas entronca con una filosofía de vida cercana a la naturaleza, a lo ecológico, y al respeto de la vida animal. Estas dietas permiten en algunas de sus versiones los huevos y la leche, y se van haciendo más estrictas a medida que van restringiendo alimentos o métodos de cocinado.

Están los veganos, que son vegetarianos estrictos; los crudiveganos que, además de ser vegetarianos estrictos, comen los alimentos crudos; los frutívoros comen frutas y semillas sin dañar a la planta; los flexitarianos son vegetarianos puntualmente omnívoros; y los pesquetarianos son vegetarianos que comen pescado.

Algunas versiones vegetarianas admiten beber agua de mar como parte de la dieta. Tomar agua no potable, aunque sea recogida en mar abierto, puede ocasionar problemas intestinales severos. La elevada concentración de sales puede ser causa de desequilibrios en los fluidos corporales. Beber agua de mar en cantidades pequeñas no te va a matar, pero tampoco te fortalecerá. Al contrario, aumentará tu sed y contribuirá a que te deshidrates.

La dieta alcalina es una tendencia cercana al vegetarianismo en su consumo preferente de frutas y verduras, que señala a la carne y a la leche como exponentes de la toxicidad alimentaria creada por la modernidad.

Las dietas détox, a base de batidos de vegetales, también comparten teoría con el vegetarianismo y con la depuración alcalina.

Tal vez la dieta más estricta de las vegetarianas sea la crudivegana. En este tipo de alimentación no se consumen alimentos de origen animal, pero, además, todo aquello que se come estará crudo o a lo sumo deshidratado. Sin que se superen nunca los 40-42 °C, que es, según los preceptos de esta clase de alimentación, la temperatura máxima que alcanzaría un alimento expuesto al sol.

Para los crudiveganos, los alimentos cocinados son «alimentos muertos», sin nutrientes, que con el calor se convierten en «serrín». Adelanto que estas ideas no tienen un fundamento científico real. Los alimentos cocinados conservan la mayor parte de los nutrientes. Es posible que haya casos en los que se destruya en parte algún nutriente o disminuya su concentración, dependiendo de la temperatura, el tiempo y la forma de cocción. Pero, en general, se mejora la biodisponibilidad de algunos nutrientes que no se absorben en crudo. Sí es una «alimentación viva» en el sentido de que los vegetales crudos aumentan el riesgo de infecciones por bacterias, parásitos y otros gérmenes al no pasarlos por el fuego.

En la alimentación crudivegana se absorben bien los carbohidratos simples, las proteínas, las grasas y las vitaminas y minerales que estén presentes en los vegetales. Se absorben peor los carbohidratos complejos, de los que se encargan hasta donde pueden los jugos digestivos y las bacterias del colon. Al no cocer la comida, disminuye el aporte de calorías que añade el almidón. El aporte de grasa es muy reducido en comparación con una alimentación de origen animal. Las comidas suelen ser voluminosas, y muy ricas en fibra y agua, lo que favorece la saciedad temprana. Puede incluso que no se cubran los requerimientos energéticos de un adulto. Especialmente si se trata de una persona con un gasto elevado, como podría ser un deportista. Además, es complicado cubrir los requerimientos de proteínas. Las legumbres germinadas —aquí no se pueden tomar cocidas— se convierten en imprescindibles como fuente proteica. Una dieta crudivegana pobre en legumbres puede tener carencias de aminoácidos esenciales a largo plazo. Solo las semillas, los frutos secos y algún grano germinado más completan el aporte de proteínas.

Esta dieta en los niños es aún más complicada de seguir que en los adultos. Masticar la comida en crudo les cuesta más, y la fibra es más difícil de digerir para ellos. En términos generales, es una alimentación demasiado saciante con la que se adelgaza a veces más de lo médicamente aconsejable. Incluso puede provocar, por pérdida excesiva de peso, algunos problemas como la retirada del periodo menstrual en las mujeres. Será necesario suplementar la vitamina B12 con un aporte en pastillas o inyecciones, y habrá que estar atento a la carencia de otros nutrientes como ácidos grasos omega 3, hierro, zinc, yodo, calcio y vitamina D.

13
Dietas de ayuno intermitente, alcalina, détox y disociada

Ayuno intermitente

Hacer ayuno intermitente está de moda como dieta para perder peso. A pesar del deterioro que causa en el organismo y el marcado efecto rebote, algunos terapeutas nutricionales que defienden este tipo de ayuno argumentan que donde fallan otras dietas de adelgazamiento es en que la restricción calórica es continuada, y eso hace que con el tiempo el cuerpo se adapte reduciendo el gasto total. Por eso se produce estancamiento en la pérdida de peso y el temido efecto rebote. Pues bien, para evitar que el organismo ofrezca esa resistencia, estos terapeutas proponen diversos tipos de ayunos intermitentes que consisten en restringir al máximo las calorías durante dieciocho, veinticuatro o treinta y seis horas seguidas. O bien semiayunar dos o tres días de la semana, y descansar el resto.

La dieta fast 5:2 consiste en comer libremente durante cinco días de la semana y reducir drásticamente la ingesta de calorías, hasta casi rozar el ayuno, los dos restantes. Estos dos días de semiayuno no se hacen seguidos. En día de semiayuno los hombres no deben ingerir más de seiscientas calorías, y las mujeres no más de quinientas. Una vez que se haya logrado perder el peso deseado, durante la fase de mantenimiento se conserva un día de semiayuno a la semana. Además, se recomienda para complementar la dieta hacer ejercicio interválico de alta intensidad —en inglés *HIIT*—, que consiste en hacer ejercicio muy intenso y repetido a intervalos durante tiempos muy cortos.

Desde el punto de vista médico, el problema de esta dieta, además de la cetosis, es que una persona comiendo por debajo de ochocientas calorías al día y haciendo ejercicio intenso corre serio riesgo de hipoglucemia, desmayo o accidente.

> Nadie que coma por debajo de las ochocientas calorías diarias debería caminar por la calle.

Consumir solo quinientas o seiscientas calorías diarias puede afectar a nuestra capacidad para funcionar en el trabajo, con bajo rendimiento muscular y mental. Irritabilidad, ansiedad y somnolencia diurna. Seguir dietas restrictivas excesivamente bajas en calorías hace que a algunas personas les resulte muy difícil conciliar el sueño con el estómago vacío. Estamos ante un contrasentido, porque las situaciones personales en las que se duerme poco se correlacionan con una mayor tendencia al sobrepeso. La promesa de esta dieta es perder hasta seis kilos en un mes, con un adelgazamiento rápido y sin muchos esfuerzos.

La fast 5:2 la puso de moda el médico y divulgador británico Michael Mosley, en su *best seller The Fast Diet.* En su libro, Mosley juega con el doble significado en inglés de la palabra *fast:* rápido y ayuno, creando sutilmente esta asociación de ideas. El propio Mosley hizo la dieta durante un mes y perdió seis kilos y medio, y lo grabó en un documental emitido por la BBC.

En su composición se trata de una dieta muy baja en carbohidratos, basada principalmente en las proteínas. Los alimentos recomendados para los días de semiayuno son principalmente verduras, pescados, huevos, y carnes magras como pollo o pavo. Se admiten pequeñas cantidades de fruta y frutos secos, pero hay un control permanente de otros azúcares, harinas refinadas y grasas, porque en cualquier descuido, si hay más carbohidratos, deja de funcionar la cetosis.

La dieta 4:3 es una versión más restrictiva que la 5:2, donde el ayuno se hace en días alternos a lo largo de la semana, con lo cual se ayuna tres días. El problema de estas dietas es que instalan una forma antieducativa de comer basada en la secuencia purga-atracón-purga-atracón. Es de sentido común pensar que si una persona hace la dieta es porque tiene problemas para controlar su peso. La forma de comer que propone esta dieta probablemente le generará problemas de control añadidos. Lo cierto es que los estudios serios en las revistas biomédicas con relación a la dieta 5:2 están todavía por aparecer.

La peligrosa idea de que la dieta alcalina puede curar el cáncer

El precio que pagamos por la información no científica de las dietas extremas para adelgazar nunca es tan caro para la salud como en el caso del cáncer. La dieta alcalina o dieta del pH ha provocado que muchos de sus seguidores señalen a la carne y los lácteos principalmente como los responsables del aumento de casos de cáncer en el mundo.

Los gurús de la depuración alcalina difunden el mensaje de que el cáncer crece en el organismo en un ambiente ácido. Si cambiamos ese entorno ácido con una dieta alcalina, seremos capaces de combatirlo impidiendo que las células cancerosas sobrevivan en ese ambiente químicamente desfavorable. Su argumentación continúa con que el organismo funciona de manera óptima en un pH sanguíneo ligeramente alcalino, pero con la alimentación moderna y el estilo de vida actual, lo más común es que entre en acidosis. Por tanto, si evitamos los alimentos que «acidifican» el organismo —como carnes rojas, grasas, lácteos, cereales, azúcar blanco, dulces, refrescos, café, té, cacao o alcohol— y tomamos básicamente frutas y verduras, ayudaremos al sistema inmunológico a prevenir determinadas enfermedades e incluso a curar el cáncer.

Quienes defienden la base teórica de la dieta alcalina y su efectividad contra el cáncer, no presentan ni un solo estudio riguroso que lo demuestre.

El Instituto Americano de Investigación del Cáncer publica en su web que alterar el entorno celular del cuerpo humano para crear un entorno menos ácido y menos cancerígeno es prácticamente imposible.

Tengo que ser extremadamente serio en este punto. No hay prueba científica alguna de que exista algún plan nutricional que pueda sustituir como tratamiento de elección contra el cáncer a la cirugía, la quimioterapia, la radioterapia, la terapia con anticuerpos monoclonales o las terapias génicas.

> Los buenos hábitos nutricionales
> pueden prevenir ciertos tipos de cáncer, pero no tratarlos.

Algunas personas con cáncer abandonan al oncólogo para seguir una alimentación especial con dieta alcalina y suplementos. Los gurús de la depuración nutricional con pocos escrúpulos difunden estas ideas y las comunidades que habitan en las redes sociales obsesionadas con la dieta alcalina las amplifican. Y algunos «terapeutas alternativos» sacan provecho de esta repercusión ofreciendo las llamadas «curas nutricionales» del cáncer.

Con una dieta alcalina que es tan restrictiva, que tiene tan poca variedad de alimentos, sin todas las proteínas de la carne, la leche y los cereales, se está dañando más, si cabe, a las personas con cáncer que necesitan una alimentación muy completa. A estos pacientes que les suele costar comer y tienen que soportar los efectos secundarios de tratamientos agresivos, lo menos indicado es restringirles alimentos. Al contrario, hay que aumentar la variedad.

La promesa de la dieta alcalina es adelgazar un kilo a la semana, aumentar la energía y conseguir enormes beneficios para la salud. En su composición es una dieta muy restrictiva, baja en grasas y calorías, especialmente vegetariana, con poca proteína animal y sin lácteos. Si la sigues al pie de la letra, lo extraño sería no perder peso.

Los alimentos que provocan la alcalinidad de la sangre, según esta dieta, son la patata, las verduras, las hortalizas coloreadas, el aguacate, el azúcar integral, los germinados, las algas y las especias verdes, entre otros. Al despertar por la mañana se toma un vaso de agua con algunas gotas de limón, porque curiosamente dicen que el limón y las frutas ácidas se comportan como alimentos alcalinos en el organismo.

La fiebre por lo détox a principios de año

Los gurús de la depuración nutricional tienen ciertas fechas marcadas en el calendario, especialmente propicias, para lanzar su mensaje. Cuando comienza el nuevo año, o con la llegada de la primavera, se produce una fiebre mundial por estas dietas détox que venden ideas mágicas de purificación para compensar un inadecuado estilo de vida, eliminar toxinas y, por supuesto, adelgazar. Aunque lo détox se dispare en fechas concretas, está instalado a lo largo del año en herbolarios, blogs, webs, supermercados e *influencers* de las redes sociales que se encargan constantemente de promover estas tendencias y productos en sus canales.

Las dietas depurativas basadas en el consumo de batidos de vegetales y frutas, con exclusión de productos de origen animal, se asocian a la creencia de una pérdida de peso saludable a través de la depuración. Existe una amplia variedad de dietas détox que incluyen desde dietas con periodos de ayuno, a otras que usan laxantes, diuréticos y suplementos de fitoterapia. La duración de estas dietas no suele sobrepasar los treinta días porque son muy difíciles de llevar.

Desde el punto de vista fisiológico, los líquidos producen menos saciedad que los alimentos sólidos. Es más fácil tomarse un zumo de tres naranjas en diez segundos que comerse tres naranjas enteras. Las calorías son prácticamente las mismas, por eso es más difícil controlar el peso cuando te «bebes» las calorías. Si comemos una ensalada de vegetales frescos y huevo que nos hace masticar, nos saciaremos antes que tomando un batido con igual aporte de energía. Los líquidos no requieren tanto trabajo digestivo y sus nutrientes alcanzan más fácilmente el torrente sanguíneo. Sin masticación escamoteamos al cerebro la posibilidad de saborear correctamente los alimentos.

Si no hay masticación se retrasa la saciedad. Por otro lado, el hecho de masticar puede ayudarnos a reducir la ansiedad y a quemar calorías, algo que no logramos con los batidos.

> Tomar la comida líquida durante un periodo de tiempo prolongado puede causar la reducción de jugos digestivos y del movimiento gastrointestinal, lo que favorece el crecimiento de microbios patógenos y la disminución de la absorción de vitaminas.

No existe evidencia científica de que el cuerpo necesite la ayuda externa de una dieta détox para «limpiarse» o desintoxicarse. El organismo se depura por sí solo gracias al trabajo de metabolización del hígado, y la eliminación posterior a través de los riñones, la piel, los pulmones y el sistema gastrointestinal.

Los alimentos pueden contener algunos contaminantes naturales o químicos en niveles bajos. Restos de micotoxinas, que son sustancias naturales producidas por mohos que crecen sobre los alimentos, residuos de metales pesados que proceden de la actividad industrial y minera, la acrilamida que se crea durante procesos de cocción a altas temperaturas como fritura, cocción, asado y también durante procesos industriales a 120 °C. Los hidrocarburos aromáticos policíclicos están en la carne preparada en la parrilla, los nitratos son usados en agricultura como fertilizantes y en el procesado de alimentos como aditivo alimentario autorizado, las dioxinas proceden de las emisiones de la industria química y la síntesis de plaguicidas, el bisfenol A proviene de los plásticos. También puede haber algún rastro de productos que se administran a los animales como antibióticos y otros medicamentos. Sin embargo, el organismo efectúa su eliminación de forma bastante eficaz. Desde luego, una dieta détox no va a mejorar este proceso. Al contrario, estas dietas a base de zumos o licuados vegetales tienen carencias de vitaminas del grupo B que pueden acabar perjudicando al hígado, precisamente el encargado de desactivar estos residuos.

Tomar demasiado té en la dieta puede ser antinutritivo

Desde el punto de vista médico, tomar té está contraindicado en las gastritis, las úlceras y el síndrome del intestino irritable, porque puede irritar la mucosa digestiva por su contenido en cafeína y taninos. Cuando dejamos reposar demasiado una infusión de té, se concentra un intenso sabor amargo y aumenta la sensación de astringencia en la boca tras tomar un sorbo. Ese sabor amargo y astringente se lo proporcionan los taninos. Estas sustancias pertenecen al grupo de los antinutrientes, porque una concentración elevada puede provocar que la absorción de algunos nutrientes se vea disminuida.

En el caso de las proteínas, los taninos se combinan con ellas de modo que no se pueden solubilizar ni absorber. En cuanto al hierro, forman con este mineral complejos insolubles en agua que no pueden ser absorbidos en el intestino y terminan siendo eliminados por las heces. También pueden afectar a la absorción del calcio, el cobre y el zinc.

> Por su interferencia en la absorción de hierro, el té verde no está aconsejado en personas con anemia ferropénica.

Para disfrutar de los efectos antioxidantes y antiinflamatorios de los taninos y no comprometer la absorción mineral hay que consumir el té preferentemente fuera de las comidas y sin abusar de este tipo de infusión.

Siguiendo la estela de las dietas détox, la del té va en la dirección de consumir mucho té para depurarte. Propone tomar de tres a cinco tazas de té verde diarias que se distribuyen en el desayuno, media mañana, almuerzo, merienda y cena acompañando a un menú basado en proteínas magras, frutas y vegetales.

Los cereales se reducen al máximo, lo cual conlleva una importante merma calórica. Los promotores de esta dieta no realizan sugerencias acerca del ejercicio físico, ni ofrecen adaptaciones de la dieta según el nivel de actividad o situación biológica como edad, sexo, enfermedades de base u otras condiciones particulares. Esta dieta suele estar complementada con otras hierbas y plantas, y recomiendan hacerla durante una o dos semanas.

La promesa de la dieta del té es una pérdida de peso de hasta cinco kilos en siete días, bebiendo a diario las tazas de té verde recomendadas. Le atribuyen un efecto quemagrasas e inhibidor del apetito. Y además de perder peso, el té verde supuestamente elimina toxinas y productos de desecho de nuestro cuerpo. Sus promotores remarcan que estas bebidas de té se pueden tomar frías o mezcladas en batidos de frutas, con lo cual se «vende» al mismo tiempo una dieta adelgazante, desintoxicante y refrescante para cuando hace calor. Detrás de la promoción y difusión de esta dieta se sitúa el *marketing* de las grandes compañías mundiales de té.

¿La fruta se disocia y no se mezcla con ningún otro alimento ni con otras frutas?

La creencia popular más difundida surgida de la dieta disociada es que la fruta es mejor tomarla sola. Según los principios de esta dieta, si comemos fruta mezclada con otros alimentos su azúcar provocará que todos los alimentos que están en el estómago se fermenten o se echen a perder. Esta es la causa de que subamos de peso y de que tengamos en algún momento malas digestiones, diarrea y gases. También se dice que las verduras pueden mezclarse con todos los alimentos, excepto con frutas. Si quieres comer fruta solo está permitida en el almuerzo o la merienda. Los frutos secos se consumen por separado, en el almuerzo o la merienda también, pero no al mismo tiempo que la fruta.

Tengo que ser muy claro una vez más. La fruta se puede mezclar en una comida con cualquier alimento. No hay ningún motivo médico ni nutricional para no hacerlo. Estas falsas creencias arraigan en la gente y hacen que en ocasiones dejen de comer un buen alimento como es la fruta. El problema surge cuando un mito del adelgazamiento como este se promueve frecuentemente por las redes sociales y algunos medios de comunicación.

El principio fundamental de la dieta disociada es que los alimentos por sí mismos no son los que causan el aumento de peso, sino solo al consumirse en determinadas combinaciones. No se pueden mezclar alimentos que contengan carbohidratos con aquellos que contengan proteínas. Lo cierto es que esto es prácticamente imposible porque en la naturaleza la mayoría de los alimentos están compuestos, en mayor o menor proporción, por la combinación de carbohidratos, proteínas y grasas. ¿Cómo descomponemos los alimentos que vienen mezclados de la naturaleza? En cien gramos de lentejas hay mezclados cincuenta gramos de carbohidratos y veinte de proteínas. En un vaso de leche de doscientos cincuenta mililitros hay 8,8 gramos de proteínas y doce gramos y medio de lactosa, que es un azúcar —carbohidrato—. ¿Cómo descomponemos esto? No es posible.

La promesa de la dieta disociada es perder peso rápidamente si tomamos los alimentos en las combinaciones correctas. ¿Y se adelgaza realmente? Si se pierde peso en algún caso, no es porque disociar los alimentos funcione, sino porque se ingieren bastantes menos calorías por la restricción de muchos alimentos y por los platos tan aburridos. Los alimentos son menos apetitosos y no se disfruta con la comida. No es lo mismo tomar solo una carne a la plancha que tomar esa carne con un poco de arroz, patatas o verduras. Tampoco es lo mismo tomar carbohidratos, por ejemplo, arroz blanco, y que no le puedas añadir un huevo. O preparar un plato de pasta a la que le puedes añadir tomate frito, pero no poner atún o carne picada. Al final la comida se vuelve aburrida, comes menos y, claro está, pierdes peso.

14
Dietas del pomelo, de la alcachofa y del huevo

El pomelo y algunos medicamentos no se llevan nada bien

Mucha atención si tomas pomelo en el desayuno con tus pastillas. Si tienes mareos, taquicardias, dolor de cabeza, somnolencia o una bajada de tensión podría deberse a la reacción de algún medicamento con el zumo de pomelo. Se ha demostrado que esta fruta interacciona con algunos fármacos muy utilizados. Esto se debe a que los flavonoides que contiene este cítrico, causantes del sabor amargo, impiden que el medicamento pueda ser eliminado y, por tanto, es acumulado en la sangre. El resultado es que, al combinar el medicamento con el pomelo, la dosis normal se multiplica y puede incluso conducir a una sobredosis.

No hay que consumir pomelo o zumo de pomelo dos horas antes o cinco horas después de la toma de la medicación.

En todo caso, hay que consultar con el médico y leer bien los prospectos porque lo avisan. Entre los medicamentos que reaccionan con el pomelo los hay para la hipertensión, para bajar el colesterol, antihistamínicos, ansiolíticos, sedantes, antidepresivos, corticoides y antibióticos. El riesgo que puede tener cada persona es desconocido y, por eso, es bueno ser precavido.

Las personas mayores de cuarenta y cinco años son los más habituales consumidores de pomelo, y reciben la mayoría de estos fármacos. Los mayores de setenta años son los más vulnerables a las consecuencias clínicas adversas.

Imagina que una persona toma una pastilla de estatina, indicada para bajar el colesterol, y comienza ese día la dieta del pomelo. Se toma con la pastilla un vaso de zumo. Al tercer día de dieta, se triplica la cantidad de medicamento en la sangre. A los diez días de dieta tomando a la vez el pomelo y la estatina se puede producir daño renal.

La dieta del pomelo es muy conocida y popular, y está asociada al mundo de los famosos internacionales que consideran este cítrico el aliado perfecto para adelgazar. La base teórica de esta dieta mezcla lo détox, lo ácido y las dietas monoalimento. Sus defensores atribuyen al pomelo una acción saciante y efecto quemagrasas, que acelera la pérdida de peso. Se trata de acompañar con un zumo de pomelo o medio pomelo todas las comidas de una dieta hipocalórica basada en la proteína magra y la verdura.

Hay una versión exprés de tres días y otra de una semana. Hay una tercera modalidad que es seguir la dieta exprés en tres días alternos durante la semana. Y una cuarta, más estricta, que consiste en tomar solo pomelo como único alimento durante cuatro días. Curiosamente, casi todas las dietas milagro asocian la acidez de los alimentos con un efecto depurador —por ejemplo, tomar limón o vinagre para limpiar el organismo en ayunas—. Estas propiedades depurativas asociadas al limón, al vinagre de manzana, a la piña, y al pomelo —todos alimentos ácidos—, no es más que una creencia mágica que atribuye a lo ácido un poder limpiador y corrosivo, sin ningún fundamento médico.

¿QUIÉN QUIERE IR A URGENCIAS POR HACER LA DIETA DE LA ALCACHOFA?

Las preparaciones hechas a partir de extractos de alcachofa pueden producir reacciones adversas como diarrea suave, náuseas o ardor de estómago.

> Cuando una persona tiene piedras en la vesícula, tomar alcachofa o extractos de alcachofa está contraindicado porque puede sufrir un cólico.

La mayoría de las personas no sabe si tiene cálculos biliares, por lo que antes de hacer esta dieta o tomar cápsulas de alcachofa debería al menos consultarlo con su médico.

La de la alcachofa es una de las dietas restrictivas para adelgazar más populares en España. La promesa es perder tres kilos en solo tres días. Consiste en un plan de tres comidas diarias de alcachofas en diferentes preparaciones: alcachofa en ensalada, alcachofa en infusión, zumos de alcachofa, alcachofa al horno, pudin de alcachofa, natillas de alcachofa, alcachofas rebozadas, carpacho de alcachofa, puré de alcachofa, alcachofas guisadas o alcachofas con jamón. Es una dieta monoalimento en la que te aburres de comer alcachofa.

Los que promueven esta dieta aconsejan seguirla hasta cumplir un mes, pero solo si incluyes suplementos en distintas cápsulas y ampollas con alcachofa, que se comercializan en farmacias, supermercados y herbolarios. ¿Se les advierte a los consumidores de los riesgos médicos que están corriendo?

Cincuenta y ocho huevos tomados de cuatro en cuatro durante dos semanas

Para los expertos que asesoran a la Fundación Hipercolesterolemia Familiar, en Madrid, las recomendaciones actuales de consumo de huevos son de hasta siete a la semana para la población general, y de tres a cuatro a la semana en personas con el colesterol alto.

> El consumo, como propone esta dieta, de hasta veintinueve huevos semanales puede suponer un riesgo en personas con altas tasas de colesterol y con enfermedades cardiovasculares.

Una investigación llevada a cabo por la Universidad de Sidney, Australia, y publicada en 2018, concluye que doce huevos a la semana no aumentan el riesgo cardiovascular, respecto a personas que no comen huevos. Este estudio considera que los huevos son una fuente de proteínas y nutrientes que podría beneficiar la regulación de la ingesta de grasas y carbohidratos, y el buen estado de salud del corazón y las arterias.

La del huevo es una dieta para adelgazar rápidamente que propone tomar de dos a seis huevos cocidos diarios, combinándolos con otras proteínas como carne magra o pescado, y vegetales crudos o cocidos, durante quince días. Solo se come tres veces al día, desayuno, comida y cena. Nada a media mañana ni de merienda.

Hay una versión más extrema que tiene días de seis huevos, días de cuatro y días de dos, con un total de cincuenta y ocho huevos en dos semanas. En esta versión los huevos son pasados por agua, se incluye el pomelo diariamente y se permite tomar té o café sin azúcar. Se excluyen de la dieta la leche, el queso y el yogur. En la versión más ligera de la dieta se alternan días de cuatro huevos y días de dos durante dos semanas, con un total de cuarenta y dos huevos consumidos. Aquí se permite el queso bajo en grasa y el pan integral en pequeñas porciones. En ambas se recomienda dos litros y medio de agua por la gran cantidad de proteínas que se toma, y hacer ejercicio físico diario. Y se prohíbe el alcohol, comer entre horas y la pasta, el pan o los productos a base de harina.

Esta dieta está basada en los principios de las cetogénicas. La promesa es adelgazar de siete a diez kilos en catorce días. Es una dieta engañosa porque propone unos platos baratos, sencillos y repetitivos que no necesitan una preparación culinaria muy complicada para confeccionar el menú diario, pero en realidad es una dieta «monoalimento» muy restrictiva que exige un gran esfuerzo para cumplirla.

En este caso vemos una dieta milagro que manipula un alimento muy nutritivo y valorado como es el huevo, para enviar un falso mensaje: «Vas a comer muchos huevos, vas a estar bien alimentado y vas a adelgazar».

15
Dietas del sirope de arce, de la sopa quemagrasas y del vinagre de manzana

Sirope de arce con cayena para acelerar el metabolismo

Los que promueven ayunar tomando exclusivamente un preparado hecho a base de sirope de arce, prometen que esta dieta es una cura depurativa para eliminar toxinas y grasa con la que puedes adelgazar alrededor de seis kilos. También te hacen otra promesa increíble: acelera el metabolismo y pierdes peso más rápido. ¿Cuántas veces hemos oído eso de «como poco y engordo»? Pues bien, esta dieta garantiza que puede acelerar el metabolismo de cualquier persona que la siga. Puedes pensar que tras la depuración con sirope de arce, las calorías de los alimentos se quemarán más rápidamente y de forma más efectiva, aun sin hacer ejercicio. No caigamos en engaños.

> Acelerar el metabolismo, es decir, aumentar sustancialmente el gasto de calorías en reposo no es posible con ninguna dieta depurativa o no depurativa.

El gasto de calorías solo se «acelera» con el ejercicio físico. Existen otras dietas extremas que hacen la promesa del sirope de arce de acelerar el metabolismo que se meten en «jardines» médicos, como decir que los diferentes alimentos de la dieta se combinan específicamente para calmar las glándulas suprarrenales, reducir el estrés en el hígado y alimentar la tiroides para que pueda producir hormonas T3 y T4, que proporcionan un metabolismo rápido.

Tengo que ser muy honesto. No existe ninguna combinación de alimentos ni superalimentos que tenga esos efectos. Ninguna. Cuando rascas detrás de esas dietas, descubres que tras la promesa de acelerar el metabolismo se esconde otra dieta restrictiva cetogénica, rica en grasas y proteínas animales, cuyo «talento» es marear a la persona que la sigue cambiándole la dieta todas las semanas. Es para «sorprender al cuerpo y que el metabolismo no se acostumbre», se justifican.

Con el consumo de la mezcla de sirope de arce con agua, limón y cayena durante diez días puedes tomar toda el agua que te apetezca, pero ningún alimento.

Si bebemos diariamente dos litros del preparado aportamos unas seiscientas calorías, porque el sirope de arce está compuesto básicamente por azúcares, pero el problema es que durante diez días aportamos cero proteínas. No estamos añadiendo ni un gramo de ácidos grasos esenciales, ni de fibra o de carbohidratos de absorción lenta. Y no se cubren, ni de lejos, los requerimientos diarios de ninguna de las vitaminas y minerales.

El sirope de arce se vende para su uso en repostería. El problema es que a veces lo encontramos en la sección de dietética de los supermercados. Esto es preocupante porque ante el consumidor se refuerza la validez de la dieta. Inducimos a la gente a creer que si lo venden en esta sección no será para tanto, y hacen la dieta «por si acaso funciona».

Las «frigorías» vacías de la sopa quemagrasas

Esta dieta es ya un clásico de la depuración que reaparece todos los primeros de año. Para sus promotores supone una medida de urgencia para eliminar toxinas, líquidos retenidos y grasa, y para aumentar la vitalidad del cuerpo. En su base teórica afirma que la sopa quemagrasas es una manera de comer a base de «frigorías». Cuando se digieren y metabolizan esas frigorías, el cuerpo quema más calorías de las que aporta la sopa misma. Y se quedan tan anchos.

Esta «teoría» es una fusión entre el metabolismo acelerado del sirope de arce y la dieta de los alimentos acalóricos, que venía a decir que gastas más en hacer la digestión que las calorías que aportan los alimentos que tomas, que si son acalóricos, es cero. Son tan engañosos y poco disimulados que directamente hacen daño al oído.

La sopa quemagrasas se hace a base de verduras y hortalizas, y debe tomarse junto a otros alimentos durante una semana y sin límite de cantidad. Se prepara con cebollas, apio, pimientos verdes, tomates y no puede faltar un repollo o una col. Se puede tomar fría o caliente, como se prefiera. La receta se mantiene a lo largo de los años sin apenas variación.

La promesa es que tomando esta sopa adelgazas de cuatro a ocho kilos en una semana. Basándose en la idea delirante de las «frigorías», es lógico que esta dieta esté plagada de reglas sin sentido.

- Si hacemos un análisis de un menú semanal, el primer día podrás tomar la cantidad de sopa que quieras, además de frutas frescas, excepto plátano. Entre las calorías de la sopa y las frutas estaríamos tomando una dieta hipocalórica que no llegaría a las ochocientas calorías, sin proteínas.
- El segundo día se come sopa y verduras toda la jornada. Pueden estar hervidas, a la plancha, asadas o al vapor. No se puede comer fruta. Este día se consumen todavía menos calorías que el primero.
- En el tercero están combinados los elementos del primer y segundo día. Comer la cantidad de sopa que se desee, además de frutas y verduras. Llevamos tres días sin proteínas.
- El cuarto solo se tomará sopa, tres plátanos y leche desnatada. Estaríamos tomando una dieta que no llega a las mil calorías. Aunque tomáramos un litro de leche (que aporta unos treinta y cinco gramos de proteínas), sería un requerimiento diario insuficiente.
- El quinto día se toma la sopa, tres tomates frescos y ciento veinticinco gramos de carne de ternera o de pollo. Este día son prácticamente las mismas calorías del anterior y las proteínas aportadas solo por la carne no llegan a cubrir la ración diaria. Llevamos cinco días seguidos sin tomar las proteínas necesarias.
- El sexto día consiste en tomar la sopa, verdura la que apetezca y tres filetes de ternera o de pollo. En calorías es similar a los días anteriores, pero con más proteínas.

— El séptimo día hay de menú: sopa quemagrasas, verduras, arroz integral y zumo de fruta. Con el arroz integral se toma algo más de carbohidratos, pero de nuevo desaparecen las proteínas. ¿Por qué?

En resumen: con esta dieta se pueden perder tres o cuatro kilos que se recuperarán rápidamente porque lo perdido es agua, glucógeno, masa muscular y muy poca grasa.

¿Un tratamiento alternativo para la diabetes con vinagre de manzana?

Esta dieta consiste en tomar una cucharada de vinagre diluida en un vaso de agua antes de cada comida, tres veces al día. Si no toleras la acidez y el sabor del vinagre, no te preocupes, los que promueven esta dieta extrema están preparados para venderte las cápsulas que quieras del producto. La promesa es que empezarás a notar la pérdida de peso en la primera semana. En internet, cualquier *influencer* con canal propio de YouTube hace sus vídeos de cómo hay que tomar el vinagre de manzana. Su principal argumento es que este tipo de vinagre es un quemagrasas que acelera el metabolismo. Cuando los escuchas, da la sensación de que se trata de una sustancia milagrosa que puede curar cualquier cosa, desde la gripe hasta la artritis y el acné. No es extraño que la gente lo pruebe porque es un producto barato con muchos propagadores. Hay que tener cuidado porque algunos de estos propagadores relacionan la cantidad de vinagre que se toma con la cantidad de peso perdido. Te trasmiten la idea de que a más vinagre menos peso. Hay gente que puede tener la tentación de tomárselo incluso por litros. Debo advertir seriamente sobre los riesgos de ingerir vinagre de manera incontrolada.

El ácido acético puede perjudicar el esmalte dental, causar quemaduras en la boca y el esófago, y puede ser inhalado de forma inadvertida y llegar hasta los pulmones, causando lesiones.

En la publicidad de algunas cápsulas de vinagre de manzana se dice que es un suplemento dietético para desintoxicar y perder peso, que mejora el aparato digestivo, fortalece el sistema linfático e inmunitario, y aporta un nivel de pH alcalino saludable. ¿No te suena de algo esto del pH alcalino? Bueno, aquí viene el problema. Dicen también que regula el nivel de azúcar en sangre porque bloquea la digestión del almidón después de una comida con muchos carbohidratos.

Tengo que ser de nuevo extremadamente directo. No se debería permitir que un suplemento alimenticio incluya entre sus promesas que regula el nivel azúcar en sangre, como si se tratara de insulina o antidiabéticos orales. A alguna persona diabética, harta de sobrellevar su enfermedad, e influenciada por todas esas ideas de los gurús de la depuración nutricional sobre la toxicidad de los medicamentos y el recurso más «sano» de los remedios naturales, se le puede pasar por la cabeza olvidarse del tratamiento que le prescribe su médico, tratarse con vinagre de manzana y dejar sus pastillas. Si alguien se pregunta a estas alturas si el vinagre de manzana puede ser un tratamiento alternativo para la diabetes, la respuesta es rotundamente no.

El método de la inteligencia corporal

16
La inteligencia corporal

¿En qué consiste el método?

Estoy convencido de que el único método para abordar los problemas de peso o mejorar la alimentación consiste en potenciar la inteligencia corporal de la persona, desarrollando una alta motivación para un aprendizaje consciente de nuevos hábitos de alimentación, guiados y acompañados con el seguimiento médico. Es importante el trabajo psicológico y la comunicación eficaz con el paciente, para conseguir esa alta motivación que impulse y mantenga los cambios nutricionales en el tiempo, a la vez que se implanta un plan de alimentación personalizado y sostenible que funcione, y no otra dieta de adelgazamiento más. En mi opinión, no se puede lograr de otra forma.

En el método de la inteligencia corporal se trabajan aspectos de preparación al cambio, con modificación de creencias, desactivación del mecanismo inconsciente del autoengaño y sustitución de la culpa por la responsabilidad. Y a la vez se generan otros impulsos que no implican autoengaño para adquirir una mejor conciencia de lo que queremos cambiar. Se desarrolla el aprendizaje consciente y el afrontamiento de la ansiedad. El resultado es que estas personas se conectan de nuevo al «mundo real» con la sensación de que todo «les va encajando» mejor. Redescubren su organismo y la manera más inteligente de tratarlo. Se refuerzan las ilusiones y el optimismo para crear un proyecto personal que se dirige a una finalidad muy concreta.

El trabajo que se realiza en el plano nutricional consiste en aprender el papel funcional que juegan los distintos nutrientes en el organismo al tiempo que se inicia un plan de alimentación apoyados en la historia clínica y en las características de esa persona.

El plan tiene una estructura general basada en la calidad de los aportes de nutrientes y en el favorecimiento de la saciedad para comer menos. Los alimentos y platos que utiliza son propios de una auténtica dieta mediterránea, que busca la frugalidad y el disfrute del sabor intenso en porciones pequeñas.

Organización de los niveles

Aunque hablaremos de ello más adelante, adelantemos que el plan se organiza funcionalmente en tres niveles.

Nivel 1

En este nivel se recupera en cada toma de comida la ingesta de fibra, agua y vitaminas. Esta es la base del plan. ¿Y los demás nutrientes dónde están? Los demás nutrientes vienen «arrastrados» por la fibra y el agua.

— Si comes fruta para tomar fibra, tomarás necesariamente agua, azúcares y carbohidratos que te aportarán energía, minerales, vitamina C y provitamina A en forma de betacarotenos.
— Si tomas verduras para tomar fibra, además de todo lo anterior, podrán aportarte otras vitaminas como el ácido fólico.
— Si tomas legumbres para tomar fibra, ingerirás también carbohidratos, vitaminas y proteínas.
— Si tomas cereales integrales, los nutrientes son similares a las legumbres. Aunque los cereales tienen menos proteínas, sus aminoácidos se complementan bien con las legumbres.
— Si tomas frutos secos para tomar fibra, además de todos los nutrientes anteriores te aportarán ácidos grasos esenciales y vitamina E.
— Por otra parte, cuando tomas agua ligada a caldos caseros de verduras, de pollo, de pescado o de huesos, sopas y purés de verduras, gazpachos e incluso leche, además de agua tomarás carbohidratos, proteínas, grasas, otras vitaminas como la D y calcio.

Por tanto, buscando tomar fibra y agua resulta que tienes prácticamente todos los nutrientes necesarios para vivir. Esta estrategia significa hacer justo lo contrario de lo que ocurre en el procesamiento de los alimentos frescos.

Lo primero que hace la industria es quitarles el agua y la fibra. Cuando un vegetal fresco se somete a este proceso, se degrada como alimento. Suele convertirse en un concentrado hipercalórico de almidón y azúcares cuyo efecto para la salud humana se transforma de sano en perjudicial por su absorción rápida y su alta densidad energética.

NIVEL 2

En el nivel 2 del plan se complementan los alimentos del nivel 1 con proteínas de buena calidad en las tres comidas principales.

— Las proteínas animales «arrastran» grasas, agua y vitaminas como la B12.
— Las proteínas vegetales «arrastran» grasas en una cantidad variable. Las legumbres, excepto el cacahuete y la soja, «arrastran» grasas en pequeñas cantidades y los frutos secos lo hacen en alta proporción.

La diferencia entre las proteínas de la carne y las del pescado es la calidad de las grasas que las acompañan. El atún y la ternera aportan las mismas proteínas, pero la grasa del atún está compuesta por ácidos grasos omega 3, más saludables que las grasas saturadas de la ternera. A la hora de elegir proteínas para tu plan has de tener muy en cuenta el tipo de grasas que acompañan a esas proteínas. Esas grasas que «son arrastradas» por las proteínas, llevan disueltas vitaminas liposolubles A, D y E.

NIVEL 3

En el nivel 3 se complementan los niveles 1 y 2 con el aceite de oliva virgen extra, la grasa fundamental de la dieta mediterránea que no puede ser «arrastrada» por otros alimentos y que hay que tenerla embotellada en la cocina. Va a ser la única grasa que vas emplear para cocinar, freír y aliñar.

Otros alimentos y bebidas

De los alimentos que no entran en alguno de los tres niveles del plan, hay que olvidarse. ¿Se puede comer pan? Respuesta clara: pan sí, pero siempre integral y en pequeñas porciones. ¿Si comes todos los días pan, por qué no legumbres? La gran diferencia con el pan blanco es que las legumbres son siempre integrales. ¿Y pasta y arroz? Sí, pero integrales, y solo de vez en cuando.

Creo que un vaso de vino o una cerveza en la comida no es perjudicial.

En la práctica, esta creencia presenta varios problemas. Cada persona tiene un criterio diferente de lo que significa un vaso de vino en la comida. ¿Se trata solo de un vaso o de mantener el vaso lleno mientras se come? ¿Un vaso en una comida o en todas las comidas? ¿Es aplicable solo al vino, al vino y a la cerveza, o al vino, a la cerveza y a otros alcoholes? Que cada uno se responda.

Como médico, no puedo recomendar una sustancia como el alcohol, que produce toxicidad en el cerebro y en el hígado, y es causa directa de accidentes y agresiones. El argumento de que el vino aporta antioxidantes y cardioprotectores o la cerveza vitaminas y fibra, no es suficiente contrapeso nutricional para tomarlos. ¿Qué bebe el resto de animales de este planeta? Agua, ¿no? Pues el agua también es la bebida más saludable para las personas.

¿Qué haces si necesitas suplementar la alimentación? Si se sigue una dieta mediterránea auténtica, no hacen falta en principio suplementos nutricionales. Se puede valorar, en algunos casos, un aporte extra de vitamina D.

No hay que comer de todo

En la dieta mediterránea los dulces caseros y las carnes rojas se reservan para los días de fiesta. ¿Y los embutidos, las hamburguesas, las salchichas, la bollería industrial, las bebidas azucaradas y patatas fritas, para cuándo? Para nunca.

Una cosa es recomendar que haya variedad en los alimentos, y otra muy distinta es comer de todo. ¿Para qué necesitas comer ultraprocesados? Para nada. «Hay que comer de todo» ha sido una recomendación de salud pública en el mundo durante décadas. Muchos ya intuíamos que esa recomendación tan poco concreta podía inducir a error. Ha venido a confirmarlo un estudio de la Asociación Americana del Corazón, publicado en la revista *Circulation,* en 2018. El estudio ha revisado artículos científicos publicados en los últimos diecisiete años, y no ha encontrado evidencias de que aconsejar que todos los alimentos entren en la dieta, en genérico, promueva un peso saludable o una alimentación óptima. Al contrario, esa mayor diversidad aconsejada se asocia con comer más calorías.

Las recomendaciones de los expertos en salud nutricional deberían ser más precisas y señalar con claridad qué alimentos son adecuados para la salud y cuáles la perjudican a riesgo de que alguien en la industria se pueda sentir molesto. Como pone de manifiesto este estudio, tenemos que comprometernos más, porque con una actitud condescendiente cuando se habla de alimentación no se ayuda realmente a la gente.

17
Preparación motivacional para el plan de alimentación

Nos sorprendería comprobar cuántas personas creen todavía —erróneamente— que una dieta saludable debe ser correctiva, monótona e insípida.

Creo que una dieta saludable se basa en comerlo todo a la plancha, sin sal y sin pan.

Modificar la creencia de «para comer sano está prohibido disfrutar» y cambiarla por «para comer sano es necesario disfrutar», en muchas ocasiones no es tan fácil. España es mediterránea y probablemente uno de los países del mundo donde más variedad y calidad de alimentos puedes encontrar. Bastante gente dice que conoce la dieta mediterránea, pero la realidad es que algunos jóvenes y no tan jóvenes se han incorporado a una dieta que se parece más a la de Nueva York que a la de Atenas o Roma. Se come demasiada carne roja, y carnes procesadas como salchichas y hamburguesas. *Pizzas,* kebabs, platos preparados baratos con un tamaño excesivo de las raciones.

> Se ha adoptado una dieta globalizada con comida «chatarra» en la que se come mucho más de lo que se necesita.

En la dieta mediterránea, el secreto no está en pasarlo todo por la plancha, sino en hacer un buen sofrito. El gusto no está en platos de raciones inmensas, sino en comer porciones pequeñas y variadas. Precisamente eso son las tapas, apreciadas en todo el mundo. Los alimentos están poco procesados, pero bien preparados y condimentados para ser apetecibles. Se reduce el consumo de sal y se utilizan especias, hierbas, ajo y cebolla para potenciar el sabor. Se aprovecha el cambio de estación para variar la dieta en función de los productos que encontramos en el mercado. Porque variar los alimentos es realmente sano. El estilo de vida mediterráneo se completa con una vida activa realizando ejercicio físico a diario. Y comer relajadamente con la familia o amigos, en torno a una mesa, sin televisión. Se empieza con verdura y se termina con fruta.

Que la dieta mediterránea es saludable es un hecho científico. Los estudios indican que a medida que se aumenta el porcentaje de proteínas vegetales sobre las de animales, se reduce la mortalidad cardiovascular y por cáncer. La auténtica dieta mediterránea se resume, sobre todo, en el consumo de aceite de oliva virgen extra, frutos secos, frutas, verduras y legumbres. Después, mejor comer huevos y pescado que carne y, esta, preferentemente de ave o conejo. También se reduce el consumo de azúcar y sal, y se fomenta una vida más activa en todos los sentidos. También en el emocional.

Los estudios médicos han demostrado que la dieta mediterránea es mejor para perder peso que una dieta baja en grasa.

Entre las personas que querían adelgazar, las que llevaban una dieta simplemente baja en grasa, perdían menos cintura y peso que las que mantenían la misma proporción de grasa que tomaban antes de la dieta, a base de aceite de oliva virgen extra y frutos secos.

ATIBORRARSE DE COMIDA NO ES LO MÁS INTELIGENTE PARA VIVIR CIEN AÑOS

La dieta mediterránea presenta similitudes con la alimentación de los habitantes de la isla japonesa de Okinawa, que tiene la esperanza de vida más elevada del mundo. Donde ambas dietas se parecen más es en ser frugales. Son dietas donde no se come ni se bebe en exceso. Los habitantes de la isla son flacos, tienen aspecto juvenil, mucha energía y una incidencia muy baja de enfermedades cardiovasculares y cáncer. Hay una proporción inusualmente alta de personas centenarias. En su extraordinaria longevidad, probablemente influyan factores constitucionales, geográficos o de composición de la dieta. Pero, sin duda, lo que influye de manera crucial es que la moderación de su apetito tiene un origen cultural.

En Okinawa, las personas están acostumbradas a retirarse de la mesa cuando están satisfechos al 80 por 100. Jamás se llenan del todo. Es una cuestión de educación y respeto hacia los demás. La consecuencia es que están más delgados, viven más y con mayor calidad de vida.

> Probablemente, el secreto para una vida más larga sea comer menos. No fumar y saber manejar las preocupaciones de la vida, también favorece la longevidad.

Lo cierto es que no hay centenarios obesos. Los estudios demuestran que el estilo de vida es mucho más determinante en la salud que la carga genética de las personas. Por eso, con un cambio de dieta es posible reducir los riesgos de enfermedades graves y crónicas. En la actualidad, una alimentación no saludable es el primer factor asociado a las causas de muerte. La mala dieta está haciendo que países en los que la esperanza de vida no dejaba de crecer, se estanque e incluso retroceda. Todos los estudios apuntan a que si se cambia la alimentación a una dieta mediterránea auténtica, se aumenta el ejercicio físico y desaparece el tabaco de nuestras vidas, sería posible llegar en buenas condiciones a los cien años. Pero para que eso ocurra tendremos que cumplir nuestra parte del trato.

Hay que querer aprender a comer de una forma saludable

Antes de entrar a valorar qué cambios necesita tu alimentación, tienes que estar dispuesto a aprender. Si no quieres aprender hay poco que hacer. Lo que hagas será una pérdida de tiempo. No conseguirás la motivación ni el compromiso para emprender los cambios necesarios y mantenerlos.

Lo de «yo ya no puedo aprender» es una creencia que nos limita y que utilizamos como excusa para no avanzar en la vida. Todo el mundo está a tiempo de aprender cosas nuevas. La prueba de ello es que aprendemos a nadar o a conducir a cualquier edad. Nos asusta el esfuerzo mental que supone aprender y también la «terrible» posibilidad de descubrir que estamos equivocados en nuestras convicciones más profundas.

> Tenemos creencias erróneas que pueden estar arraigadas en nosotros incluso desde la infancia, procedentes de nuestro ambiente familiar, que nos resistimos a variar.

Muchas personas que hacen dietas extremas para perder peso sin consultar a nadie realmente no quieren aprender a comer de una forma saludable. Quieren un cambio de usar, tirar y no recordar. Una dieta fácil que se pueda seguir sin esfuerzo y produzca resultados milagrosos. Les falta paciencia. Persiguen objetivos instantáneos. O todo o nada. Se autodiagnostican y se hartan de toda clase de preparados «naturales» de herbolarios y medicamentos que compran por internet que les prometen adelgazar. Estas personas se vienen abajo rápidamente.

La motivación se gana y se mantiene queriendo aprender de manera consciente a mejorar la alimentación, grabando lo aprendido en el «disco duro» para siempre, y conseguir esos objetivos dándolo todo. Después hay que esperar a que los elementos que no controlamos se alíen a nuestro favor. Para volver a aprender hay que ser valientes.

Aprender de modo consciente es una historia de superación personal

Imagina que se cambia por ley el código de circulación. Las señales que ahora delimitan la velocidad máxima de la vía pasan a delimitar la velocidad mínima de la vía. Donde antes tenías que frenar ahora tienes que acelerar. La modificación es clara y sencilla de cumplir por todos los conductores. Pero lo cierto es que desde que aprendimos las normas de circulación en la autoescuela, todos las llevamos incorporadas de manera automática e inconsciente. Cuando conducimos, no pensamos todo el tiempo en ellas. Por eso lo más probable es que cuando veamos la primera señal que delimita la velocidad, frenemos, e incumplamos la nueva normativa. Para volver a aprender hay que ser humildes.

Fallar es algo muy positivo para aprender. Seguro que los primeros intentos no van a salir bien. Probablemente, hasta recibirás varias multas. Pero un día, cuando veas una señal que delimita a setenta kilómetros a lo lejos en la carretera, sonará un clic en tu cabeza unos segundos antes y te acordarás de que esa señal ha cambiado su significado. Harás el acto consciente y cumplirás lo establecido en la señal acelerando en lugar de pisar el freno. Por fin lo has conseguido. Pero no estás contento. No puedes estar prestando tantísima atención a cada señal que ves. Con el paso del tiempo te das cuenta de que para leer correctamente las señales no tienes que esforzarte tanto ni tienes que estar tan concentrado en la carretera. Y llega un día en que te sale hacer lo que dice la señal sin darte cuenta. Ya has conseguido hacerlo de forma inconsciente, sin fijarte, mientras vas conversando con el copiloto. Enhorabuena, acabas de interiorizar lo aprendido. Para volver a aprender hay que ser pacientes.

Esta va a ser la manera de aprender de forma consciente cuando entremos de lleno en el plan de alimentación. Cuando se aprende algo nuevo, hay que saber que vas a pasar por cada una de las fases por las que pasa un conductor novato. Si se abandona, se interrumpe el proceso. Si se continúa, se completa con éxito.

Entonces será más fácil manejar correctamente tu alimentación y controlar tu peso.

En España hay veintiséis millones de conductores. Todos, absolutamente todos, han aprendido a conducir de forma consciente y ahora lo hacen de forma automática. De hecho, nadie podría hacerlo bien de otra manera.

ALCANZAR LA ESTABILIDAD NECESARIA PARA APRENDER

Si se pretende aprender de una forma constante, hay que vivir de una forma estable. Hay que mantener un estado de ánimo que proporcione ganas de hacer cosas.

Si tu humor es muy variable y pasas de la tristeza al contento con facilidad, te será difícil aprender al nivel adecuado. Pero ¿cómo se gana estabilidad emocional? Buscando apoyos satisfactorios en las personas que te rodean y con las que compartes esfuerzos e ilusiones, y también con las actividades placenteras a las que dedicas tu tiempo. En tu «muro de la autoestima» tienen que estar colgados los refuerzos positivos para aprender.

Un refuerzo positivo consiste en explicar lo que se está haciendo bien, relativizar las dificultades y los éxitos momentáneos, y ayudarte en tu evolución. Quien no sume en positivo, sea pareja, familia o amigos, se tiene que descolgar del «muro». Nadie puede confundir ayudarte con exigirte. Y esto ocurre muy frecuentemente.

Actividades como el ejercicio físico, donde compites solo contigo, te entrenan para la superación constante. Mejoran la autoestima, la seguridad y la tolerancia a la frustración. También se suelen encontrar apoyos satisfactorios en las tareas del trabajo, en los estudios, en actividades de ocio y en la colaboración solidaria. Se refuerza mucho la autoestima cuando crees que estás invirtiendo esfuerzo en aprender algo beneficioso que puedes trasmitir a tu familia, a tus hijos y a otras personas que aprecias. Lo cierto es que nos regulamos emocionalmente en la medida de los obstáculos que tenemos que superar. Si el obstáculo es muy pequeño crecemos poco, si es mayor, aumentamos nuestra autoestima y hacemos una valoración más optimista de la capacidad personal para superarlo.

Para conseguir nuestro objetivo de aprender a comer de forma saludable lo más importante es dedicarle horas de práctica, aprovechando cualquier ocasión, como cuando aprendemos a conducir. Por eso necesitamos un entorno que no nos complique la vida en exceso y nos facilite el cumplimiento del plan de alimentación. Los apoyos satisfactorios tienen que ser los necesarios para ayudarnos sin que interfieran en nuestro rendimiento. Demasiados árboles te impiden ver el bosque. A veces, apoyándote solo en tu familia, en el ejercicio físico y en actividades compartidas de ocio, suele ser suficiente para conseguir una buena estabilidad emocional. Tú mismo tienes que encontrar ese equilibrio.

Aprender a disfrutar de la ansiedad

Saber soportar la presión de lo que te rodea es una herramienta de habilidad fundamental para desenvolverse en la vida. Muchas personas que necesitan realizar cambios nutricionales tienen problemas para enfrentar la presión de un modo positivo y generan, antes o después, una reacción de ansiedad. Es un error querer esconder la ansiedad. Si me dan miedo los cambios, pongo excusas. Esto agranda mi creencia limitadora de que «no voy a ser capaz de cambiar mis hábitos».

La creencia general es que la ansiedad es una emoción negativa que se debe controlar. Pero dominarla no es tan fácil. Otra forma de soportar la presión es intentar tolerar la ansiedad. Para eso es importante que reconozcas los síntomas físicos. Nervios en el estómago, rigidez excesiva en el cuello, titubeo o aceleración al hablar y boca seca. Hay que afrontarla con valentía, y hacer las cosas como siempre. Que la llegada de la ansiedad, si estás, por ejemplo, en una reunión familiar soportando la presión de diez personas, no te haga cambiar tu estrategia y saltarte el plan.

¿Y si cambiáramos el punto de vista sobre la ansiedad y en lugar de considerarla una emoción negativa la vemos positiva? Para esto tienes que aceptar tu ansiedad como algo bueno, haciéndola consciente y no escondiéndola ni autoengañándote sobre ella. Los que lo consiguen acaban obteniendo los mejores resultados en el plan terapéutico.

Para disfrutar soportando la presión tienes que «enamorarte» de tu ansiedad. La mejor manera de hacer las cosas en la vida es disfrutarlas. Mientras se hacen y después de hacerlas. Normalmente, solo disfrutamos de las cosas cuando las conseguimos, pero mientras las hacemos lo pasamos mal porque nos atenaza la ansiedad.

La idea de disfrutar de la ansiedad es generar una nueva creencia más positiva sobre ella. ¿Y eso cómo se hace? Tienes que hacer tuyos los cambios que propone el plan. No considerar lo que haces como algo impuesto, ni percibirlo de forma angustiante como una tarea que te están evaluando con controles periódicos que debes pasar con éxito.

¿POCA COMIDA Y MUCHO PESO?

Bastantes pacientes expresan la creencia de que su exceso de peso no se corresponde en absoluto con la cantidad de comida que toman. Están convencidos de que no comen tanto para estar así. Pero cuando hacemos juntos un recuento de los menús del último mes, se van aclarando algunas cosas:

— Descubrimos que las raciones suelen ser más grandes que las que recuerdan.

— Llegan con muchísima hambre a las comidas y devoran.
— Comen tan deprisa que no son capaces de calibrar la cantidad de comida que ingieren.
— Beben refrescos azucarados o bebidas alcohólicas durante la comida.
— Usan todo tipo de salsas de acompañamiento y no les puede faltar el pan.

En conjunto, toman bastantes calorías. Más de las que creen.

En otros casos es posible que en las comidas principales las raciones no sean muy abundantes. Pero no tienen en cuenta las comidas entre horas. En alguna ocasión he contado más de veinte picoteos en un día. Los tentempiés comenzaban poco después de haber desayunado, con bollos y refrescos, y terminaban a las dos de la madrugada con chocolate y embutidos. Estas personas se autoengañan para tener la sensación de comer menos. Eliminan algunos alimentos en cada comida principal y dedican poco tiempo a comer. Lo hacen de pie, deprisa, y tomando «cualquier cosa» que tengan a mano.

El precio que se paga en términos de salud se duplica si no dedicamos tiempo a programar las comidas que hacemos a lo largo del día.

Cuando pregunto a las personas con esta creencia por el ejercicio físico para averiguar su gasto diario de calorías, suelen comentar que, aunque no corren ni nadan, sí caminan y se mueven mucho todos los días. El problema es que hacer ejercicio físico no gasta tantas calorías como se cree. Se trata de otra creencia errónea. Caminar una hora a ritmo normal puede hacernos perder doscientas cincuenta calorías, y para bajar un bollo de cien gramos hay que caminar casi dos horas. Por eso hay que tener cuidado con lo que se come. Los que dicen «yo esta comilona la bajo con dos paseos», están muy equivocados. No es tan fácil.

Creencia de comer bien

¿Tomas dulces? Y me refiero no solo a pasteles y bollos, sino a galletas, chocolatinas, cereales del desayuno, postres lácteos azucarados, helados, batidos y cacao instantáneo. ¿Tomas *snacks* o comida rápida con mucha grasa y sal? Cuando se repasan detenidamente los menús de algunas personas que creen que no comen tan mal, se sorprenden. Suelen desayunar con galletas y cacao instantáneo, terminar las comidas con postres lácteos, comer patatas chips entre horas y cenar *pizza* los viernes.

Hay jóvenes de alrededor de treinta años que comen todavía como cuando tenían quince. Si fuera por ellos, probablemente seguirían toda la vida comiendo así. Pero alguien los ha convencido —normalmente su familia—, de que necesitan ayuda. Su alimentación no ha evolucionado nada desde entonces. Siguen sin detectar qué alimentos son superfluos en su dieta. Entonces es necesario que cambien su punto de vista. Bien mirado, una *pizza* no deja de ser un envase hecho de harina para contener todo el queso graso que quepa en su interior. ¿Es preciso comer toda esa grasa? No. En una barrita de cereales, la etiqueta con información nutricional podría contener perfectamente esta frase: «Se desconocen los ingredientes con que está hecho este producto». ¿Qué nos aporta nutricionalmente una barrita de cereales? Nada. Esa leyenda popular de que los helados son un gran alimento incluso para los niños porque la gente en Canadá y en Suiza los come en invierno, no tiene ningún sentido. ¿Y por eso podemos comer helados a todas horas? Ya te digo que es un gran mito muy poco saludable.

En una ocasión, una persona con este perfil, me replicó:

—Pero cuando comemos en casa solemos comer mejor —y miró a su pareja, que lo acompañaba.

—El problema es que casi siempre comemos fuera de casa —rebatió entonces su acompañante.

Y contó lo que había ocurrido esa mañana a la hora del desayuno. Se habían levantado con el tiempo un poco justo para llegar al trabajo. Tenían preparado un buen desayuno en la mesa, pero hubo una llamada importante, y se les hizo tarde. Ni se sentaron a desayunar, se bebieron el café con leche y salieron pitando.

—Cogimos una pieza de fruta para más tarde, pero dejamos en la mesa nuestra rebanada de pan integral con aceite y tomate, un plato de fresas y el yogur —siguió contando la pareja—. Cuando eran las once de la mañana, yo tenía realmente hambre. La pieza de fruta era un kiwi, pero no tenía con qué pelarlo. Las otras opciones para conseguir algo de comer eran la máquina de *vending* de la oficina con bolsas de patatas, refrescos y chocolatinas, y el bar de la esquina con bollos, bocadillos de embutidos y tapas de ensaladilla.

En definitiva, cualquier opción en el trabajo fue peor que el desayuno que se habían dejado en la mesa. En nutrición, es muy importante tener en cuenta el llamado coste de oportunidad. Es decir, cuando pierdes la oportunidad de consumir un alimento sano, lo más probable es que consumas en su lugar otro menos saludable. El precio para tu salud es doble. Pagas una vez por la comida sana que no consumes, y vuelves a pagar por la comida poco saludable que acabas consumiendo.

18
Los niveles del plan de alimentación y el ejercicio físico

Nivel 1. Tomar fibra y agua

En el desayuno, la comida, la cena, la media mañana, la merienda, y en cualquier pequeña toma extra, debemos necesariamente tomar agua y fibra. Siempre. ¿Qué conseguiremos con esto? Que la digestión de todas las comidas esté regulada por la fibra y mantenernos bien hidratados.

Pero ¿por qué es tan importante la fibra en la nutrición? Imagina la fibra como si fuese un pequeño dispositivo que cuando entra en el intestino activa una pantalla con un «bip» y despliega un menú con varias funciones. Esas funciones actúan sobre las hormonas y mecanismos que regulan la saciedad. El cuerpo utiliza la fibra como un mando a distancia exterior para modular la saciedad desde el lugar en el que están los alimentos en el tubo digestivo. Por esta razón el organismo necesita que haya fibra en cada comida. Cuando la industria extirpa de los alimentos ese «chip inteligente», que es la fibra para que duren más tiempo sus ultraprocesados, consiguen de paso que controlemos peor nuestro apetito. Comemos más, venden más.

¿Cómo trabaja la fibra en el intestino?

Cuando masticamos despacio los alimentos con fibra, bebiendo agua y líquidos con la comida, el poder saciante lo controla en un primer momento la distensión gástrica, es decir, el llenado del estómago.

> El agua, las infusiones sin azúcar, los platos líquidos y de caldos y cremas de verduras son alimentos con poca densidad energética que aportan volumen a la comida.

El estómago se llena antes y avisa al cerebro de que tiene que parar de comer. Pero, además, cuando el organismo nota que hay alimento en el tubo digestivo, se empiezan a segregar sustancias moduladoras del apetito para facilitar que llegue la orden de saciedad. Las proteínas, tanto animales como de origen vegetal, son más capaces de saciarnos que otros nutrientes. En su paso por la digestión estimulan los péptidos anorexígenos intestinales que inhiben poderosamente el apetito. Aquí la fibra juega un papel fundamental porque aumenta el tiempo que las proteínas —y otros nutrientes— pasan en contacto con la pared del intestino, consiguiendo que se acelere la orden de saciedad, con lo que se deja de comer antes y se engorda menos. Disminuye también la absorción de colesterol.

La fibra participa en las señales reguladoras de la insulina que modula la saciedad a medio plazo. Cuando se toma fibra con carbohidratos no refinados, tipo almidón, se favorece la liberación lenta y pausada de insulina, con lo que se controla mucho mejor la saciedad. Por el contrario, los azúcares, o los carbohidratos de absorción rápida de los ultraprocesados, que no llevan fibra, contribuyen a una liberación y desaparición acelerada de esta hormona. Se produce un pico de insulina, provocando rápidamente una hipoglucemia que hace que volvamos a tener hambre y comamos otra vez. Por eso es tan difícil controlar el peso sin la fibra en la dieta.

La fibra está presente de forma natural en frutas frescas y secas, verduras, hortalizas, frutos secos, cereales integrales y legumbres. También en semillas de chía, semillas de lino y quinoa integral, entre otros alimentos de origen vegetal. Los productos de origen animal no tienen fibra de forma natural.

— Frutas, verduras y hortalizas frescas, frutos secos y legumbres sin procesar conservan toda la fibra.
— Los poco procesados como frutos secos sin cáscara, frutas secas, verduras y legumbres congeladas también la mantienen íntegra.
— Las verduras, hortalizas y legumbres cocidas suelen conservar un contenido de fibra aceptable, pero menor que en fresco. Lo mismo ocurre con los cereales integrales. Suele ser menor que con el grano completo.
— Cuando los productos ultraprocesados anuncian que llevan fibra es que se la han añadido después de extraérsela, para venderlos como productos más saludables a mayor precio, como en el caso de algunas galletas y zumos.

El incremento en la ingesta de fibra en cada comida hace también necesario un buen aporte simultáneo de agua. El agua y la fibra son dos socios nutricionales que se potencian. La fibra ayuda a prevenir el estreñimiento aportando más volumen y menor consistencia a las heces. La falta de líquido también causa estreñimiento.

Un mayor consumo de fibra y líquidos estimula físicamente el vaciado intestinal.

Debes beber de dos a dos litros y medio de agua al día. Es imprescindible que tomes ocho vasos grandes de agua diarios para que el organismo funcione correctamente. Alguno de estos vasos de agua los puedes sustituir por infusiones sin azúcar. Lo que no puedes hacer en ningún caso es sustituir el agua por zumos, refrescos azucarados, bebidas energéticas, vino o cerveza. Por lo menos, no en nuestro plan.

Aconsejado	No aconsejado
Frutas y verduras	Comida ultraprocesada
Frutas secas y frutos secos	Refrescos azucarados
Hortalizas y legumbres	Vino
Semillas de chía, de lino y quinoa	Cerveza
Cereales integrales	Bebidas energéticas
Agua (o sustituir por infusiones sin azúcar)	Zumos

Nivel 2. Complementar con proteínas de buena calidad

Para reponer las pérdidas diarias del organismo se necesita tomar aproximadamente un gramo de proteínas por kilo de peso, es decir, si pesas setenta kilos tienes que tomar setenta gramos de proteínas diarias sumando las de origen vegetal y las de origen animal. Así vas a conseguir la cantidad recomendada de proteínas del 15 por 100 de las calorías totales de la dieta, con tomas en las tres comidas principales: desayuno, comida y cena. En las tres.

> Las proteínas son imprescindibles para hacer todas las reparaciones del organismo.

A diferencia de lo que ocurre con la glucosa y los ácidos grasos, la digestión descompone proteínas en aminoácidos, que no se almacenan en el organismo. El hígado los metaboliza y se eliminan por el riñón en forma de ácido úrico. Los aminoácidos funcionan como las piezas de un puzle, si no los tenemos todos no se pueden formar las proteínas. Algunos los podemos fabricar y otros tienen que venir necesariamente de los alimentos. Estos son los llamados aminoácidos esenciales.

Bondades y defectos de las proteínas vegetales

¿Qué tipo de proteínas son mejores para este plan de alimentación, las de origen vegetal o animal? Sin duda las vegetales porque «arrastran» fibra, vitaminas y grasas saludables. Además su coste medioambiental es mucho menor que producir proteínas animales. Su único defecto es que no contienen todos los aminoácidos esenciales y hay que complementarlas.

Esta desventaja de las proteínas vegetales se puede compensar sin dificultad combinando de forma adecuada los alimentos de origen vegetal y animal a lo largo del día. Las legumbres son pobres en metionina y cistina, y las podemos combinar con cereales que son pobres en lisina para que nos aporten todos los aminoácidos. Los frutos secos son pobres en lisina y metionina, y se pueden combinar adecuadamente con un lácteo como el yogur para obtener toda la variedad de aminoácidos. Otros vegetales pobres en cistina, metionina e isoleucina se pueden completar de un modo sencillo con un huevo.

Las bondades de las proteínas vegetales son muchas. Contienen menos purinas que las animales, por tanto, se filtran y se eliminan mejor por el riñón. El tipo de grasas que «arrastran» es insaturado, más saludable que las grasas saturadas de la carne y los lácteos, y no contienen colesterol. El consumo de legumbres cocidas o en germinados, cereales integrales, pseudocereales como la quinoa, derivados de la soja como el tofu o el tempeh, y los frutos secos, hacen que tengamos un aporte variado y de calidad de proteínas vegetales. En nuestro plan emplearás las proteínas vegetales con más frecuencia que las animales.

Bondades y defectos de las proteínas animales

La única ventaja de las proteínas animales sobre las vegetales es su alto valor biológico por ser completas en aminoácidos esenciales. Las mejores proteínas animales son las de leche materna y las de los huevos. Le siguen las proteínas del pescado, después la carne y luego los lácteos.

1. *Pescado*

El pescado fresco, congelado o en conserva, bien sea salvaje o de acuicultura, los mariscos y los cefalópodos —como la sepia, el pulpo y el calamar— son excelentes fuentes de proteína animal. La proteína de pescados blancos, moluscos, crustáceos y cefalópodos es bastante magra y «arrastra» algo de grasa, vitaminas y minerales. La de los pescados azules —más del 5 por 100 de contenido graso— «arrastra» ácidos grasos de la serie omega 3, muy convenientes para este plan.

En España tenemos un magnífico pescado y marisco frescos. El pescado congelado, aunque venga del otro lado del mundo, no pierde sus propiedades nutricionales básicas. El bacalao seco o el salmón ahumado también las conservan. Contamos con unas excelentes conservas de pescado que aportan buenas proteínas, vitaminas y minerales como el calcio, a un precio razonable. Me gusta como proteína asequible para nuestro plan el atún cocido al natural sin aceite. El problema de las conservas de pescado es la cantidad de sal que llevan. Por eso es mejor que las compres con contenido reducido en sal. Como norma, no deberíamos consumir una conserva que contenga más de un gramo y medio de sal por cien gramos de producto. En nuestro plan entrarán habitualmente las proteínas de los pescados frescos y congelados, los cefalópodos, los mejillones y las conservas de pescado.

2. *Huevos*

No hay que tenerle miedo a los huevos. Gustan prácticamente a todo el mundo y contienen proteínas de alta calidad, a un precio asequible. La clara es solo proteína —albúmina— que «arrastra» agua. La proteína de la yema «arrastra» vitaminas y colesterol.

Se ha demostrado en diversos estudios que el colesterol de los huevos no influye tanto como se pensaba en el aumento del colesterol en sangre. Se puede recomendar hasta un huevo al día para los adultos, aunque si tienes cifras elevadas de colesterol conviene que no sobrepases los tres o cuatro huevos a la semana.

Cuando compres huevos frescos debes comprobar que la cáscara esté intacta y limpia. Que no estén pegados al envase ni rotos.

Es importante que conozcas qué significa el número impreso en rojo en la cáscara del huevo. El primer dígito es la forma de cría.

— Si empieza por 3 significa que las gallinas han sido criadas en jaulas.
— Si empieza por 2 quiere decir que las gallinas se han criado en el suelo de naves con cierta libertad para moverse.
— Si empieza por 1, corresponde a la gallina campera, con acceso al aire libre donde puede moverse y picotear la tierra.
— Si empieza por 0 es un huevo de producción ecológica, con un trato similar al de la gallina campera, pero cuya alimentación se realiza con pienso de agricultura ecológica.

Los huevos más abundantes en los supermercados son los que empiezan por 3, de gallinas criadas en jaulas. Para este plan de alimentación te recomiendo que compres huevos que empiezan por 1 y 0. Siguen siendo económicos, tienen mejor sabor y son más respetuosos con el trato que se da a los animales. En nuestro plan entraran varios huevos a semana en diferentes preparaciones.

3. *Leche y lácteos*

La leche y los lácteos, como el yogur y el queso, son una fuente asequible de proteínas, vitaminas y calcio. La proteína de la leche «arrastra» grasas saturadas a la dieta.

¿Entera, semidesnatada o desnatada? Esa buena capa de nata de la leche entera es la que aporta el sabor característico de la leche y es donde van disueltas las vitaminas A y D. Si las grasas deben constituir el 30 por 100 de las calorías totales del plan, al eliminarlas de la leche desnatada, podrás tomar una proporción mayor de grasas interesantes como la de los frutos secos, los pescados azules y el aceite de oliva virgen extra, teniendo en cuenta que todas las grasas aportan las mismas calorías. Además, las leches desnatadas y semidesnatadas comerciales ya tienen un aporte añadido de vitaminas A y D.

Estudios recientes han señalado que las grasas saturadas no influyen tanto como se pensaba en empeorar el perfil lipídico —aumentar el colesterol y los triglicéridos en sangre—, pero deben manejarse con precaución en la dieta de personas con trastornos cardiovasculares o enfermedades metabólicas asociadas.

Por seguridad alimentaria, la leche es un alimento que hay que higienizar para destruir los gérmenes patógenos y reducir los lactobacilos responsables de la fermentación. ¿La leche esterilizada tiene menos nutrientes que la leche cruda? La pérdida de nutrientes con la pasteurización, UHT o uperisación no es realmente significativa. Solo me preocuparía por eso si me alimentara exclusivamente de leche.

¿Se puede prescindir de la leche? La respuesta es sí. Aunque en nuestro plan sí entrarán los lácteos. Pero con una cantidad de grasa adaptada a cada caso.

La leche sin lactosa se está vendiendo cada vez más en los supermercados. ¿Pero eso significa que están aumentando realmente las personas intolerantes a la lactosa? No, o por lo menos no en la misma proporción en que se vende este tipo de leche. Casi la mitad de los consumidores de leche sin lactosa lo hacen por elección propia, si consultar al médico, al considerar que es dañina para los suyos y para sí mismos. Lo cierto es que cada vez más personas que presentan alguna molestia o problema digestivo hacen caso a los mensajes que leen u oyen, y se autodiagnostican como intolerantes a la lactosa sin hacer el test de hidrógeno espirado, prescrito por el médico. Ante la demanda de esta leche, las marcas abren otra línea de negocio y la publicitan como un alimento destinado al público general e incluso extendiendo el «efecto sin lactosa» a otros lácteos como yogures o quesos.

La leche sin lactosa se debe tomar solo cuando hay un diagnóstico de intolerancia a este azúcar.

En Estados Unidos está autorizado el uso de la hormona del crecimiento bovina para acelerar la producción de leche. Los efectos indeseados para la vaca pueden ser infección de las ubres que genera dolor al animal, y en consecuencia un tratamiento con antibióticos que puede pasar a la leche y sus derivados lácteos.

En la Unión Europea no está comercializada esta hormona. Desde el punto de vista fisiológico, no todas las hormonas son capaces de «sobrevivir» a la digestión y atravesar la barrera intestinal para llegar a la sangre. En mi opinión, la propia industria láctea debería promover estudios independientes para tranquilizar al consumidor sobre el contenido de hormonas de la leche y derivados. Deberían despejar todas las dudas sobre la seguridad de su consumo porque es un alimento utilizado por muchos niños y adultos.

4. *Carne*

Es importante consumir siempre carne animal que no haya sido procesada. Las proteínas de la carne fresca son de calidad y «arrastran» grasa saturada, vitaminas del grupo B, minerales como el hierro, y agua. El criterio para su consumo será la cantidad y calidad de esas grasas que «arrastra».

— La carne blanca de aves de corral como el pollo y el pavo, y el conejo son bastante magras. Son preferibles a las demás.
— La carne roja de ternera y de cordero son menos magras, y su grasa tiene un perfil de grasa saturada.
— La carne de cerdo está considerada roja aunque es más magra que la de ternera y su grasa contiene mayor proporción de ácidos grasos insaturados.

Producir carne tiene un coste medioambiental alto. En el plan de alimentación tienen sitio las carnes más magras y con mejor perfil nutricional de su grasa. Pero el consumo de carnes estará disminuido en lo posible, en favor de los huevos y el pescado como proteínas de origen animal.

¿Qué es la carne procesada? Cualquier tipo de carne que haya sido transformada con sal, curación, fermentación o ahumado, para mejorar el sabor y preservar el alimento. Esto incluye salchichas, algunas hamburguesas de carne picada y embutidos, desde el chorizo, a la butifarra y el fuet. También el jamón. Aunque la mayoría de estos productos son de carne de vaca o cerdo, este grupo también incluye embutidos hechos con sangre como la morcilla, con carne picada de ave o vísceras como el paté y el fuagrás. Fiambres que parecen más sanos como pavo o jamón cocido son en realidad productos procesados, con una proporción variable de ingredientes que no son carne.

En 2015, un informe de la Organización Mundial de la Salud señalaba que comer carne procesada como salchichas, hamburguesas o embutidos aumentaba el riesgo de sufrir cáncer. También advertía del riesgo de consumir carne roja. Consideraba este tipo de alimentos como «carcinógenos para los humanos» y lo incluía en el grupo de sustancias más peligrosas para la salud. La única carne procesada que vas a utilizar de vez en cuando en el plan de alimentación es el jamón ibérico de bellota, por las excelentes propiedades de sus ácidos grasos similares al aceite de oliva y por su sabor, nada más.

Tomar preferiblemente
Proteínas vegetales (legumbres cocidas o en germinados, cereales integrales, quinoa integral, frutos secos, tofu y otros derivados de la soja)
Pescado (fresco, congelado o en conserva con contenido reducido en sal)
Mariscos y cefalópodos
Huevos camperos o de producción ecológica
Leche desnatada, semidesnatada. Algunos lácteos enteros y yogures desnatados
Carne blanca de aves de corral y conejo
Jamón ibérico de bellota

Nivel 3. El aceite de oliva virgen extra, la única grasa en la cocina

El aceite de oliva virgen extra es una grasa de origen vegetal en cuya composición nutricional hay una mayor proporción de ácido oleico y ácido linoleico omega 6, y una pequeña cantidad de ácido linolénico omega 3. También contiene un porcentaje menor de ácidos grasos saturados y vitamina E.

El estudio español PREDIMED ha revelado que la dieta mediterránea rica en aceite de oliva virgen extra reduce el riesgo de padecer algunos tipos de cáncer, infarto de miocardio e ictus. También reduce el riesgo de padecer diabetes tipo 2.

Se han publicado investigaciones sobre que este tipo de aceite de oliva posee moléculas con un efecto antiinflamatorio similar al del ibuprofeno. Aumenta el colesterol HDL —saludable—, protege de enfermedades neurodegenerativas como el alzhéimer, se asocia a menor riesgo de depresión y gracias a su capacidad saciante es un aliado para la pérdida de peso.

Otros estudios consideran al aceite de oliva virgen extra como el más adecuado para freír. Si lo comparamos con el de girasol, vemos que el virgen extra está más preparado para resistir las altas temperaturas sin alterarse. El aceite de girasol genera al calentarse a 190 °C más cantidad de aldehídos tóxicos, y en menos tiempo. También hay que tener en cuenta no sobrepasar el punto de humo en el primer uso de un aceite. Si se sobrepasa, no es recomendable reutilizarlo. Pues bien, el punto de humo del aceite de oliva virgen extra supera el del aceite de girasol sin refinar y el de la mantequilla.

> El aceite de oliva virgen extra para freír, cocer y aliñar en crudo es uno de los pilares de la dieta mediterránea.

El pan blanco y los refrescos azucarados, fuera del plan

Cada vez más estudios señalan los perjuicios del consumo del pan blanco para la salud. No es un mito, el pan blanco engorda. En España tomamos demasiado pan blanco. Alrededor de veintiocho kilos por persona y año. Más de diez veces el consumo de pan integral. Hay que tener presente que el organismo es muy eficaz transformando el almidón del pan blanco en azúcar. Si se tienen problemas de peso, y resistencia a la insulina como en la diabetes, es contraproducente para la salud. En nuestro plan solo hay sitio para el pan integral y en cantidades moderadas, porque también aporta bastantes calorías. Lo cierto es que el consumo de pan se ha ido reduciendo en los últimos años en España, aunque el blanco supone todavía cerca del 75 por 100 de todo el que compramos.

Las bebidas azucaradas están llenas de azúcar y calorías extra, que te bebes en cinco minutos y repites. No hay duda de que esta clase de bebidas se asocian a obesidad y a problemas cardiovasculares. Las que no llevan azúcar tampoco estarán en el plan. El problema es que «acostumbran» al cerebro a ese sabor artificial extra dulce que solo tiene este tipo de bebidas. Por contraste, luego el sabor de la fruta nos parece una cosa insulsa. Cuando se deja de beber agua, se entra en un campo abonado para el sobrepeso. Así de claro.

Errores habituales en la alimentación

Creo que como suficiente fruta y verdura, bastante pan, y tanta carne como pescado.

Muchos pacientes están convencidos de que comen suficiente fruta y verdura. Sin embargo, cuando analizo sus comidas, compruebo que en los primeros platos abunda el arroz y la pasta, en los segundos hay casi siempre patatas de guarnición con la carne o el pescado, y en los postres veo bastante yogur azucarado, natillas, helado, o solo café. ¿Dónde está la verdura y la fruta?

Habitualmente ingerimos menos fruta y verdura de lo que creemos. Sabemos que tomar fruta es saludable y cuando comemos alguna pieza entre horas ya nos parece que estamos cumpliendo. Pero no es suficiente. Nos autoengañamos. Y además, algunas personas que comen relativamente sano fallan precisamente en los postres.

La fruta fresca es el postre de la dieta mediterránea. No hay que tomar dulces al final de cada comida.

No a los bizcochos, no a las tartas, no a los helados y postres lácteos incluidos los yogures azucarados. No todos los días. Como mucho una vez cada dos semanas o en las celebraciones, pero que sean postres caseros de verdad, no «tipo casero». Ya me entiendes.

La gente suele creer, esta vez con acierto, que come pocas legumbres y mucho pan, mucha pasta, mucho arroz y muchos cereales del desayuno. Esta creencia es cada vez más incuestionable y suele ser unánime. La gran mayoría reconoce que no suele tomar cereales integrales porque, por ejemplo, el pan integral es más difícil de conseguir y más caro. Esto es cierto. En la panadería encontramos actualmente muchas variedades de pan, pero no todas son integrales.

Un pan más oscuro no quiere decir que sea integral. Hay que asegurarse bien antes de comprarlo.

Por otra parte, ¿a cuántas personas habré oído decir eso de «como tanta carne como pescado»? A muchas. Y posiblemente sea verdad en cuanto a la carne fresca de carnicería. Pero no están teniendo en cuenta las carnes procesadas de las que ya hemos hablado: jamón serrano, jamón cocido, pavo y otros derivados cárnicos como embutidos, salchichas, hamburguesas, beicon y fuagrás. En cualquier caso comemos demasiadas carnes procesadas.

Creo que las grasas son perjudiciales porque engordan.

Las creencias que la gente verbaliza sobre las grasas son diversas y denotan su desconcierto en este tema —«Creo que la comida sin un poco de grasa no está buena, no me importa que engorde», «¿Cómo pueden decir que nos cuidemos el colesterol y a la vez que no hay que temerle a las grasas? Creo que nos quieren volver locos»—. No hay que complicarse la vida con las grasas: aceite de oliva virgen extra para todo. Frutos secos, cuya grasa es de excelente calidad, son saciantes, tienen fibra y fitonutrientes, y aunque sean calóricos, a la larga son beneficiosos. Aguacate y pescados azules. ¿Qué grasas tienen más calorías? Todas por igual. Se trate de aceite de oliva, mantequilla, manteca de cerdo o aceite de girasol, aportan al organismo nueve calorías por gramo, más del doble que los carbohidratos y las proteínas.

¿Debes programar las grasas en las comidas? Las grasas suelen entrar en la dieta de la mano de las proteínas, o junto a las proteínas y carbohidratos. Veamos varios ejemplos.

- Un filete de atún de cien gramos se compone de doce gramos de grasa, veinticinco gramos de proteínas y sesenta gramos de agua; no tiene fibra ni carbohidratos, el resto son vitaminas y minerales.
- En cien gramos de huevo hay once gramos de grasa, trece gramos de proteína y setenta y cinco gramos de agua.

— Los cien gramos de nueces sin cáscara se reparten en cincuenta y cuatro gramos de grasas, veinte gramos de proteínas y veintiún gramos de carbohidratos y fibra.
— En una carne baja en grasa como el pollo, en cien gramos hay seis gramos de grasa, veintidós gramos de proteína y setenta y un gramos de agua.

Las personas que no tienen problemas con sus tasas de colesterol y triglicéridos en sangre, que no sufren riesgo cardiovascular o sobrepeso, deben consumir la cantidad de grasas recomendadas por los expertos, es decir, el 30 por 100 de las calorías totales diarias. Cuando una persona necesita seguir un plan para perder peso, o tiene enfermedades cardiovasculares diagnosticadas, hay que aplicar el principio de coste de oportunidad, y hay que dar preferencia a las grasas más saludables sobre las menos saludables. Si hay que elegir entre la grasa de un huevo o de un lácteo entero, porque ambas no caben en ese 30 por 100, y no quieres renunciar a ningún alimento de los dos, elige el lácteo desnatado.

Puntos clave del plan de alimentación

Se habla mucho acerca de la hora a la que se debe desayunar, y sobre cuántas comidas deben hacerse al día. En este plan de alimentación se proponen cinco comidas, las habitualmente recomendadas por los expertos.

Desayuno

El desayuno debes hacerlo antes de salir de casa por la mañana. Como ya hemos dicho, por una razón de coste de oportunidad. Toda comida que no programas con tiempo suele ser peor que la que improvisas. La ventaja de hacer el desayuno en casa es la posibilidad de concentrarte mentalmente en esa tarea. No ocupas la cabeza con otros asuntos. La buena digestión es incompatible con el estrés de los problemas cotidianos. Por otra parte, se ha demostrado que por la mañana es la hora del día que mejor se metabolizan los carbohidratos. A la mayoría nos apetecen los carbohidratos por la mañana. Y es normal, porque hemos gastado reservas por la noche durante el sueño. Lo más aconsejable para desayunar es:

- Pan sí, pero siempre integral. No a los carbohidratos que no llevan fibra. Por supuesto las tostadas de pan integral untadas con aceite de oliva virgen extra.
- El azúcar añadido no está previsto en el plan.
- La fruta, mejor entera que en zumo. Pero si te apetece un zumo, no lo cueles, tómalo con pulpa.
- En cuanto a las proteínas animales, un huevo, un queso fresco (que puede ser entero), un poco de atún en conserva, incluso un filete de pollo o un filete de pescado a la plancha, que puedes hacer en un momento, o tener preparado del día anterior, son las mejores opciones.
- El café lo puedes tomar durante el desayuno, o más tarde, a media mañana. Es preferible un café de tueste natural. Hay muy buenos cafés de comercio justo.
- El té es otra infusión estimulante que puede ir muy bien por la mañana. Consume el té que más te guste preferentemente fuera de las comidas. Como mucho dos tés al día. Algunos provocan acidez de estómago, cuidado con esto. La acidez de estómago puede incrementar las ganas de tomar alimento para neutralizarla.

Comida y cena

En el plan, la opción de menú no es el plato único, sino tres platos —dos como mínimo—, en la comida y en la cena. Se trata de una estrategia para evitar el picoteo y alargar el tiempo de comida hasta que llegue la saciedad que funciona bastante bien. A veces, estamos acostumbrados al plato único de cafetería que tenemos que devorar en cinco minutos, no nos saciamos y seguimos comiendo por el camino. Se trata de romper esa mecánica.

Los alimentos vegetales deben ser la parte más importante de este plan. En el primer plato siempre tiene que aparecer la verdura. La puedes preparar cruda en ensalada, en puré, a la plancha, al horno o rehogada. Las cremas de verduras y los gazpachos son una excelente forma de tomar verdura con más cantidad de líquidos y más poder saciante. Tienes que aprender que la fruta y la verdura han venido a tu vida para quedarse y deben estar presentes siempre en la mesa. Son un elemento de calidad en la dieta. En cuanto a las proteínas animales de la comida y la cena, da preferencia al pescado, los cefalópodos, los mejillones y los huevos.

> Las comidas siempre acaban con una infusión sin azúcar, una cantidad de líquido extra que colabora a estar más saciado.

Media mañana y media tarde

El plan también tiene soluciones de tentempiés para evitar llegar a la comida o a la cena con un hambre feroz. La hora de la comida se fija alrededor de las dos, y la de la cena sobre las ocho. Para mantener y fijar estos horarios, necesariamente tienes que regularizar las horas de sueño e irte a la cama sobre las doce. Si tienes un sueño fragmentado o duermes menos de siete horas, engordarás. Comer de noche favorece la obesidad. A esas horas el organismo no es tan eficiente metabolizando los nutrientes de los alimentos.

En el plan no se cuentan las calorías de los alimentos, ni se habla de índice glucémico, ni de densidad energética, ni de densidad nutricional. Que los productos sean de temporada, ecológicos o de proximidad son solo opciones personales. Si fuera todo de proximidad, casi nadie en el mundo tomaría naranjas en el desayuno.

El plan favorece la elección de alimentos asequibles que la mayoría de la gente se pueda permitir.

¿Cuánto ejercicio físico es el mínimo que hay que hacer?

En el desarrollo de la inteligencia corporal no hay que olvidarse de cambiar otros hábitos que mejorarán indirectamente la alimentación. Hacer ejercicio, dormir bien, evitar pantallas, reducir al máximo estar sentado y reservarnos un tiempo para nosotros. En definitiva, estamos promoviendo las siete cosas sencillas de la vida imprescindibles para tener buena salud:

- Ser activo. Ejercitar el cuerpo y la mente.
- Tener una alimentación saludable.
- Controlar la glucemia.
- No fumar.
- Gestionar la presión arterial.
- Conseguir y mantener un peso saludable.
- Controlar el colesterol y los triglicéridos.

Las recomendaciones de ejercicio físico para los adultos son un mínimo de ciento cincuenta minutos de ejercicio aeróbico cardiovascular a la semana —marcha, bicicleta, natación, aeróbic—, combinado con dos o más sesiones de ejercicios de tonificación y resistencia —gimnasia, pilates— para fortalecer los principales grupos musculares.

Hay que tener en cuenta que con muy poco ejercicio se obtiene mucho beneficio. Andar veinte minutos o hacer flexiones en casa, también suman.

Hay estudios que señalan que las personas sedentarias, con poco ejercicio que hagan, mejoran mucho. Y lo contrario. Aunque corras una maratón, no vas a mejorar proporcionalmente al ejercicio realizado. Es más importante ser constantes.

Nuestro plan de alimentación se acompaña de un plan semanal de ejercicio físico personalizado. Para bajar de peso debes combinar dieta y ejercicio. Pero no nos engañemos, la pérdida de peso depende de la alimentación en el 85 por 100 y del ejercicio en el 15 por 100 restante. Con solo ir al gimnasio no se adelgaza si no comes menos. Es más sencillo reducir la ingesta de calorías que «quemarlas».

> El ejercicio físico ayuda, más que a adelgazar, a reducir el volumen de ciertas partes del cuerpo y perder grasa acumulada en abdomen y piernas.

Aunque no consigas perder demasiado peso con el ejercicio físico, sí vas a obtener otros muchos beneficios.

- El ejercicio ayuda a mantener el peso perdido con la dieta, y, por tanto, a prevenir el sobrepeso.
- Activa el organismo y retrasa el envejecimiento.
- Ayuda a controlar la diabetes y la hipertensión arterial.

— Aumenta el rendimiento de las funciones cardiorrespiratorias y musculares.
— Disminuye el riesgo de sufrir disfunción eréctil.
— Previene el riesgo de alzhéimer y mejora las funciones cerebrales como la memoria y el razonamiento.
— Produce relajación y sueño. Tiene efectos analgésicos mediante la producción de endorfinas.
— Es antiestrés y antidepresivo.
— Previene la osteoporosis y evita fracturas óseas.
— Aumenta la sensación de bienestar psicológico, la motivación positiva y facilita el contacto social.

Las personas con sobrepeso y obesidad tienen que valorar su perfil de riesgo cardiovascular antes de comenzar la práctica deportiva. Los niveles de tensión arterial, el perfil lipídico y las cifras de glucosa sirven para determinar el estado general de la persona obesa. Además, una prueba de esfuerzo puede ayudar a conocer cómo se comporta físicamente el corazón del paciente.

El plan de ejercicio físico se suele comenzar con una rutina deportiva de forma gradual, y se va incrementando la intensidad y la duración del ejercicio poco a poco. La primera semana se pueden hacer treinta minutos caminando a ritmo ligero. El ejercicio aeróbico, para que sea efectivo, debe tener una duración de al menos veinte minutos, mientras que los ejercicios de resistencia muscular deben durar de cinco a quince minutos, con varias repeticiones en cada serie.

19
La actitud activista

Las creencias

En medicina, las unidades básicas de funcionamiento son las células; en alimentación y nutrición son las moléculas de los nutrientes; y en psicología son las creencias.

Un pensamiento y una creencia son cosas diferentes. Si digo «tengo sobrepeso», estoy exponiendo un pensamiento. Si pongo de manifiesto que «tener sobrepeso no es un drama», entonces estoy expresando una creencia. Es decir, de entre todas las situaciones personales que me pueden ocurrir, tener sobrepeso no es la peor. Ahora bien, hay que tener cuidado con algunas creencias. Si creo que «estar delgado es lo mejor que me podría ocurrir en toda mi vida», estoy colocándome en una situación de riesgo emocional, porque si engordara por cualquier causa, estaría destinado a sentirme completamente desdichado.

> Tanto si crees que puedes hacerlo
> como si crees que no puedes, estás en lo cierto.

La relativización de las creencias es uno de los trabajos más importantes que hay que desarrollar a lo largo del proceso terapéutico de la inteligencia corporal para mejorar la estabilidad personal. Se trata al menos de flexibilizar la creencia y sustituirla por otra de este tipo: «Estar delgado es una de las mejores cosas que me podrían ocurrir». Ya no es la peor ni la mejor. Es una creencia más llevadera. Generamos así motivación para conseguirlo y se acepta mejor el sobrepeso.

Cuantas más creencias inamovibles tenga una persona, más dificultades va a tener para adaptarse con éxito a la realidad de un cambio nutricional. Básicamente, creer en algo significa darlo por cierto sin poseer evidencias de ello. En este sentido lo importante es identificar las creencias que están provocando conductas o actitudes problemáticas en la alimentación de esa persona, y cambiarlas por otras que sean más favorecedoras para el tratamiento.

Una de las creencias limitadoras más frecuentes en un proceso de cambio nutricional se da cuando la persona se dice eso de «no voy a ser capaz de hacerlo». Por eso antes de comenzar un plan de alimentación hay que trabajar a fondo la forma de encarar las creencias para que posteriormente no se conviertan en un impedimento para avanzar.

El compromiso

Tanto si lo que quieres es perder peso como si buscas un objetivo deportivo, o mejorar tus hábitos nutricionales, es necesario que sepas *a priori* lo que puedes conseguir con este plan de alimentación y ejercicio. Quizás esperes que haya una transformación, o que ocurran una serie de cambios que repercutan en tu salud o en tu imagen que no se ajustan a la realidad.

Tal vez las expectativas que más dudas despierten en ti sean las temporales —«¿Cuánto tiempo voy a tardar en ver los cambios? ¿Cuáles se van a producir primero y cuáles van a aparecer después?»—. Pero en cualquier caso no puedes comenzar un plan cuyas expectativas no sean realistas. Porque cuando la promesa no se cumple, eso lleva directamente al abandono. Así pues, es muy importante ajustar las expectativas a la realidad. Si lo más probable es que algo ocurra en un plazo de dos semanas, no creer que pasará solo en una.

Queda por saber si estás implicado o comprometido para seguir el plan, porque no es lo mismo. Veamos la diferencia. En una carrera de coches, el mecánico está implicado con el equipo y el piloto suele estar comprometido. Un piloto comprometido paga todo lo que cueste ganar y está dispuesto a dejarse la piel. Pero cuando un piloto solo está implicado al 50 por 100, no tiene el 50 por 100 de posibilidades de ganar. En realidad, no tiene ninguna. Por otra parte, aunque su compromiso sea total, tampoco tiene la seguridad absoluta de llegar el primero a meta. Un piloto comprometido hace todo lo que depende de él y asume el riesgo de que, a pesar de todo, puede ocurrir que no logre su objetivo.

Solo la propia persona que va a hacer el plan puede decidir si está dispuesta a asumir el coste de un compromiso total. Nadie puede hacerlo por ella. Su decisión puede verse condicionada por la familia o los amigos, pero ese tipo de compromiso no funciona. Hay que tener en cuenta que con raras excepciones, nadie se compromete con algo que no decide por sí mismo. Cuando has ajustado las expectativas de manera realista, se tienen que ir cumpliendo para mantener firme el compromiso.

Un fuerte compromiso hace que la persona se crea la principal responsable de lo que le está ocurriendo y consigue la adherencia necesaria al plan de alimentación.

La actitud es lo único que depende de la persona

La actitud son todas las decisiones que tomas antes de afrontar un cambio. Está influenciada por las creencias, la motivación y el compromiso. Por ejemplo, es importante que te fijes más en tus capacidades que en tus limitaciones.

Tengo tanta fuerza de voluntad que será difícil que me salte el plan.

O apelar a tu autoconfianza y resistencia —«Aunque tenga un traspié, confío en mí para remontar la situación», «Por más veces que flaquee, lo seguiré intentando hasta el final»—. En ocasiones hay personas que se «plantan» y no quieren seguir aprendiendo. Cuántas veces hemos oído lo de «no cambio porque soy así» o «a mis años ya no voy a cambiar». Estas personas se equivocan. Con esta actitud se desmotivan y quedan «descolgadas» del mundo que las rodea. La buena noticia es que se puede recuperar la motivación. Siempre hay un punto de retorno.

Dependiendo de la actitud se llega a disfrutar con este plan de alimentación cuando percibes coherencia en lo que estás haciendo. Son importantes los pequeños objetivos para potenciar la capacidad de concentración en el plan. Estar concentrado significa estar pendiente de una tarea concreta en cada momento. Por ejemplo, si el objetivo previsto es mejorar la variedad de las ensaladas debes estar concentrado en eso, y no en otros aspectos del plan.

> La consecución de pequeños objetivos más inmediatos dosifica la dificultad del cambio, concentra el esfuerzo y motiva a quien los consigue porque van cumpliéndose sus expectativas.

Para mí es muy importante que las personas pregunten el motivo por el que hacen las cosas. Así estimulan su pensamiento crítico, refuerzan su actitud y su punto de vista sobre lo que están llevando a cabo.

Nuestro derecho a comer bien y a hacer ejercicio

Las grandes decisiones que tomamos en la vida se hacen de una forma emocional. Estudiar una carrera, casarse, comprarse un coche o una casa. ¿Por qué iba a ser diferente a la hora de comer? Nuestro cerebro racional no se detiene para preguntarse por qué tengo hambre o de qué tengo hambre. ¿Me voy a comer lo primero que encuentre o voy a esperar a que llegue el alimento que necesito?, ¿cuánto alimento necesito?, ¿cómo me sienta ese alimento?, ¿quién me lo recomienda?, ¿quién lo ha cocinado? Comemos sin pensar cuando tenemos hambre y nos gusta la comida. Cuando compramos también solemos hacerlo con nuestro cerebro instintivo.

En este sentido, considero que las personas deben ser libres para elegir, pero creo que hay que informarlas y protegerlas contra elecciones que no se piensan mucho y que son perjudiciales. Porque lo cierto es que buena parte de las elecciones de comida que hacemos son un tanto irracionales.

La gente sabe, a pesar de todas las estrategias de la industria para marearla y confundirla, que los ultraprocesados muy sanos no son. Nadie les obliga a comerlos, y a pesar de todo los compran. En general, solemos optar por la decisión más fácil, y la industria que da ese pequeño «empujón» a la gente para dirigir su compra. Pensar que la ley económica de la oferta y la demanda ajustará estos problemas entre la industria alimentaria y los consumidores es una falsa creencia.

Por eso creo que hay que proteger al consumidor, facilitarle la elección de los productos sanos y ponerlos a su alcance con cierta ventaja sobre los menos saludables. Esta protección entra dentro de las acciones de salud pública que construyen sociedades más sanas. De tal modo que la opción preferente sea ofrecer el pan integral antes que el pan blanco, o conservas reducidas en sal antes que conservas más saladas. No estás obligado a guardar fidelidad a un producto ni a una marca. En esta vida es muy importante saber decir que no y tener claras las prioridades.

Ser consciente y tomar conciencia del problema son los objetivos últimos de la inteligencia corporal. Te facilitará mantener en el tiempo los cambios que has hecho y generarás una nueva actitud personal.

> Ser consciente sana, y tomar conciencia proporciona una actitud activista que te mantiene sano.

Cuando desarrollas una actitud activista tienes, por una parte, la prueba de que has superado tu problema de alimentación y, por otra, de que estás concienciado del valor de la salud y de que tienes que luchar por ella para no recaer. Esa actitud activista reclama tu derecho a estar sano, a comer bien, a disponer de los medios necesarios para tomar una decisión mejor informada a la hora de la compra, a tener un tiempo diario regulado para hacer ejercicio. No hay que conformarse con hacer ejercicio aprovechando huecos del día o haciendo *steps* en las escaleras de la oficina, robándole unos minutos a la comida. No será fácil, habrá que pelearlo. Si quieres algo pídelo firmemente, no te quejes todo el tiempo para que te hagan caso. Creo que es necesario conseguir la conciliación real de la vida laboral, la vida familiar y la salud personal.

Recuperar tu auténtico yo para sincronizarte contigo

A partir de un momento en la vida, sin casi darnos cuenta, vamos perdiendo nuestro auténtico yo, ese que hacía ejercicio, que era más alegre, y que su saciedad en la comida no dependía de la mirada de los demás, sino de sus propias sensaciones. Con el tiempo nos llenamos de obligaciones; los estudios, el trabajo, la hipoteca, los hijos. Nuestro autentico yo biológico da paso a un yo más cultural, con un comportamiento respecto a la comida y los hábitos muy condicionado por los compromisos laborales, familiares y sociales. Es frecuente observar que los niveles de saciedad, de tolerancia de sal, de apetencia de azúcar, de consumo de alcohol o de ultraprocesados son imposiciones del yo cultural, y que no tienen nada que ver con el auténtico yo biológico de esa persona. Nos vamos recubriendo de capas de malos hábitos que se van pegando una con otra a lo largo de los años. Es importante en un momento de la vida detenerse para recuperar ese yo que disfrutaba jugando un partido con los amigos, o ese yo flexible mentalmente que cambiaba sus creencias con más facilidad, que era más curioso y quería aprender.

Los genes programan para nosotros unos tiempos biológicos que se van cumpliendo a lo largo de la vida, por eso envejecemos. Pero lo cierto es que los genes frecuentemente trabajan con un sistema de mayorías. Salvo en algunos casos, no suele ser un solo gen el que determina una acción biológica, sino un conjunto de genes controlado a su vez por otro grupo de genes reguladores.

Se dice que los genes son ciegos. Lo cierto es que para activarse o inhibirse se guían por un sistema de señales que trasmiten información del organismo y del entorno. Mi hipótesis es que debemos enviar todo tipo de señales positivas para «comunicar» a los genes que nuestra misión en esta vida sigue en proceso y no debemos envejecer todavía, o al menos no tan rápido. Por eso es importante seguir teniendo proyectos, seguir gastando calorías con el ejercicio físico. Por eso debemos comer poco como señal de que no lo tenemos todo conseguido. Independientemente de que los genes nos «escuchen» o no, el hecho comprobado es que cuando se aumentan estos signos de actividad vital en las personas, las señales biológicas se sincronizan, el sistema inmunitario se ve reforzado y los órganos mejoran su función.

Un cerebro atento y concentrado en las tareas que realiza, el uso de la imaginación, el pensamiento crítico constante y tener un proyecto que te ilusione te va a ayudar a que mejores tus capacidades. El envejecimiento se retrasa de fuera adentro, pero no con cremas, fármacos y cirugía, sino con señales positivas de nuestra relación con el entorno. Con demasiada comida, sin ejercicio físico, con falta de proyectos, sin leer, sin pensar, sin emocionarnos, sin actitud de lucha, no se produce ese «caldo» hormonal que optimiza las funciones vitales.

> Con nuestra actitud podemos dar marcha atrás
> y retrasar el envejecimiento.

Tenemos sobrados ejemplos de personas que «reviven» cuando tienen una causa personal o social por la que luchar. Estas personas se llenan de entusiasmo y vuelven a ser más jóvenes. Según ellas lo explican, viven una segunda e intensa juventud. Por eso necesitamos ir más allá de una actitud activa en la salud. Tenemos que conseguir una actitud activista, crítica y comprometida. Porque si es cierto que los genes son ciegos, que el amor es ciego, que la evolución es ciega y que la naturaleza es sabia pero ciega, nosotros debemos estar alerta, y ver por todos ellos, si de verdad queremos cambiar el mundo.

20
GUÍA PRÁCTICA

No te estoy proponiendo un plan personalizado de alimentación, sino indicaciones útiles que van a ayudarte a cambiar hábitos, controlar tu peso y mejorar tu vida de aquí en adelante.

Si sigues estas pautas, aprenderás a elaborar un plan que se adapte a tus características personales y sirva de base a tu alimentación y actividad física, poniendo en práctica lo que has aprendido en este libro. Los platos que te propongo son sencillos. Los alimentos sanos y asequibles. En el ejercicio físico, las pautas son básicas para todas las personas. Su coste es el tiempo diario que le dediques.

PREPÁRATE PARA SEGUIR EL PLAN DE ALIMENTACIÓN

Al menos, quince días antes de comenzar un plan de alimentación, tienes que concentrarte en mejorar algunos hábitos.

Sueño

- Para ayudarte a organizar los horarios de comida y a controlar el impulso por comer, duerme ocho horas. Dormir menos de siete no es conveniente en ningún caso.
- Procura estar en la cama con las luces apagadas a las doce de la noche.
- Cena pronto, al menos tres horas antes de irte a dormir, para no irte a la cama en plena digestión. La digestión aumenta la temperatura corporal y dificulta el sueño.
- No tomes café ni bebidas con cafeína a partir de las cinco de la tarde. Necesitas cuatro horas para que disminuyan a la mitad los niveles de cafeína en sangre. Hay personas a los que la cafeína les afecta menos, pero aunque sea así, empobrece la calidad del sueño.
- Toma infusiones —verbena, valeriana, camomila, pasiflora, espino blanco…— tras la cena y antes de acostarte. Las bebidas muy calientes reducen la temperatura corporal por cambios térmicos y preparan al organismo para el sueño. Además, tienen efectos positivos sobre la ansiedad y la tensión nerviosa. Cuando la temperatura corporal baja, te adormeces.

Comida y bebida

- El desayuno, la comida y la cena deben durar al menos veinte minutos, contando desde el primer bocado hasta el último.

- Tómate tu tiempo hasta que el cerebro reciba la orden de saciedad. Mastica y bebe muy despacio, saboreando cada bocado, convirtiéndolo en un acto consciente.
- No comas o bebas de forma automática. No regales ningún bocado de más al estómago.
- No comas todo lo que está en el plato por obligación.
- No seas impaciente, la sensación de saciedad termina por llegar.
- Acostúmbrate durante la comida a beber en abundancia.
- Quítate la sed con agua, no con refrescos o bebidas alcohólicas.
- Toma 2,5 litros al día de agua e infusiones.
- Recuerda que todo lo que tomas, excepto el agua y las infusiones sin azúcar, te aporta calorías. Caramelos, chicles y refrescos con azúcar, también.

Digestión

- Sé consciente de cómo son tus digestiones. Pesadas, con gases, con ardor de estómago...
- Cuando te levantes por la mañana, no confundas el hambre con molestias estomacales.
- Si eres propenso a la acidez de estómago, no comas solo para neutralizar esa acidez.
  - Si en el desayuno eliges alimentos ácidos como zumo o fruta ácida, café o té solos (sin leche), aceite oliva virgen extra, tomate crudo o yogur natural, aumentarás la acidez y comerás más.
  - Para neutralizar la acidez toma fruta menos ácida (plátano, manzana), más fibra, agua en abundancia y

proteínas como frutos secos, yogur de soja, atún, pollo o queso fresco.

— Bebe agua constantemente y come pequeñas cantidades de comida a lo largo del día para evitar la sensación de «agujero en el estómago».

✹ Si tienes digestiones flatulentas con distensión abdominal, reduce los alimentos que producen más gases.

— No toda la fibra produce gases, ni todos los alimentos con fibra producen gases de la misma manera.

— Comprueba si te resultan flatulentas las legumbres o las verduras consumidas en crudo, y elige alimentos que te resulten más convenientes para tu digestión.

— A veces los gases tienen poco que ver con la fibra, y se producen por el abuso de bebidas con burbujas y la respiración superficial de los estados de ansiedad.

✹ Si tienes digestiones pesadas, reduce las cantidades de comida, toma menos grasas y bebe agua e infusiones digestivas.

Emociones y motivación

✹ Aprende a soportar la presión de la sensación de hambre. La mayoría de las veces no es realmente hambre, sino una percepción parecida producida por la inquietud, la prisa, la ansiedad o el aburrimiento. Cuando surja esta sensación:

— Muévete.

— Ponte en marcha.

— Levántate del sillón.
— Comienza alguna tarea.
— Toma agua.
— Sal a pasear.
— Haz un poco de ejercicio.

* Una buena manera de hacer un plan de alimentación y ejercicio es que la persona o las personas con las que convives también lo sigan. El espíritu colaborativo, la ayuda mutua y el trabajo en equipo refuerzan el éxito del plan.
* Recuerda que este plan de alimentación es individual. Es tu responsabilidad mantenerte firme en la decisión de hacerlo. Tienes un gran motivo: ¡tú!

VIDA SOCIAL

* En reuniones y comidas con familia y amigos, debes saber decir NO a la comida y la bebida que te desvíe de tu plan.
* Recuerda no hacer especiales esas reuniones. Da las gracias, explícalo positivamente a los demás e intenta contar con su ayuda. Si te aprecian de verdad, seguro que te comprenden y te hacen ese momento más fácil.
* Atrévete a ser diferente, demuestra tu carácter y pide algo para comer que esté dentro del plan que vas a comenzar.
* Estos momentos sociales son comprometidos y requieren práctica, por eso empieza a prepararlos antes de iniciar el plan.
* Si en una comida fuera de casa te es imposible encontrar una opción que se ajuste al plan, construye tu propio menú. Utiliza un plato mediano para poner tu comida, como si fuese uno combinado. En ese plato:

— El 50 por 100 deben ser verduras.
— El 25 por 100 deben ser proteínas.
— El otro 25 por 100 deben ser carbohidratos.

- Bebe agua durante la comida, y acaba con una fruta y una infusión sin azúcar.
- Si no hay más que un tipo de comida como guisos o carnes —que no se ajustan al plan—, no te saltes la comida. Utiliza un plato pequeño, toma poca cantidad y fruta de postre.
- Si no hay más que postres lácteos, toma yogur natural desnatado sin azúcar y una infusión después.
- Tan importante como seguir el plan es que no te saltes ninguna comida del día.

El ejercicio físico

Estar predispuesto a moverse es una actitud personal tan útil e importante como practicar ejercicio físico regularmente. Cuando estás sentado en el sofá de casa, ¿pides que te acerquen el mando a distancia o te levantas a por él?, ¿pides que te traigan un vaso de agua o te levantas para ir a la cocina a buscarlo? Si eres de los que esperan sentados, necesitas mejorar tu predisposición a moverte, y al principio te costará hacer ejercicio físico.

Primera semana

✓ Cambia tiempo de televisión y ordenador por paseos al aire libre a paso rápido.

✓ Sigue un circuito de paseo de 30 minutos diarios, y procura cada día hacerlo en menos tiempo, acelerando el paso.

Segunda y tercera semanas

- ✓ Comienza con ejercicios de fuerza y resistencia. Son tan importantes como el cardiovascular.
- ✓ Parado, de pie o sentado, haz ejercicios de fuerza con los brazos para tonificar también los grandes conjuntos musculares del pecho, el cuello y la espalda.
- ✓ Alterna con las piernas para tonificar, además, la musculatura de los glúteos y del abdomen.
- ✓ Haz entre 15 y 20 repeticiones en las extremidades derechas y otras tantas en las extremidades izquierdas.
- ✓ Dedica al menos 10 minutos tres veces a la semana a esta tarea.

Cuarta semana

- ✓ Cuando lleves un mes haciendo el circuito de 30 minutos caminando a ritmo ligero, comienza a realizar cuatro series de 1 minuto y 30 segundos con trote, dejando un espacio entre ellas de 45 segundos. Aunque solo corras 6 minutos en total, intensificarás el ejercicio cardiovascular.

Dos meses

- ✓ Incrementa el circuito a 45 minutos diarios y 10 series de trote.
- ✓ Aumenta las sesiones de ejercicios de fortalecimiento muscular a 10 minutos diarios.

La intensidad con que se practican las distintas formas de actividad física varía según las personas. No obstante, para que beneficie a la salud cardiorrespiratoria, toda actividad de ejercicio aeróbico de marcha, trote o carrera debes realizarla en periodos de al menos 20 minutos de duración.

Elabora tu plan

Ya hemos hablado de la importancia de planificar con tiempo el plan que vas a comenzar. La clave para que funcione es que sepas en todo momento lo que tienes que hacer. Así evitarás que se produzcan situaciones inesperadas. Cuando creas que estás listo para iniciarlo, hazlo, no antes. No cedas a presiones familiares, no te anticipes ni te precipites. Tómate tu tiempo para prepararte.

- ✓ Aprende a construir los menús semanales.
- ✓ Elige los alimentos y los platos de cada comida por su contenido en agua, en fibra y en proteínas saludables, teniendo en cuenta el contenido de otros nutrientes que «arrastran» esos alimentos en su composición, y las grasas saludables que añades en el cocinado o en el aderezo.
- ✓ En la comida principal del mediodía y en la cena habrá primer plato, segundo plato, fruta de postre y la infusión que más te guste.
- ✓ La bebida será agua.
- ✓ En cada comida habrá una porción de alimento fresco en crudo.
- ✓ Emplearás la proteína de huevo preferentemente para la comida y la cena.

Ajustarte a las horas más adecuadas del día para hacer las comidas va en favor del control del peso.

- ✓ Si el desayuno lo haces alrededor de las 8 de la mañana, haz la toma de media mañana sobre las 11.
- ✓ Toma sobre las 14 horas la comida principal.
- ✓ Haz la toma de media tarde sobre las 17 horas.
- ✓ Cena alrededor de las 20 horas.

Desayuno

Para organizar los desayunos semanales, puedes elegir del Grupo 1 una bebida entre té, café, leche de origen animal o «leche» vegetal, más un zumo de fruta —opcional si luego tomas una fruta entera—, más una infusión sin azúcar o un vaso de agua, para terminar el desayuno.

Grupo 1 **Bebidas. Agua y otros nutrientes**
✷ Una taza de café de tueste natural, solo, o con leche animal o vegetal. — O una infusión de té (verde, rojo, negro, blanco, el que prefieras), sola o con leche animal o vegetal. — O una taza de leche de vaca —o de oveja o de cabra— fresca pasteurizada, o uperisada semidesnatada o desnatada, según sea tu caso. — O una taza de leche de soja, o de almendras, o de avellana o de avena. ✷ Un vaso pequeño de zumo de naranja (o de otra fruta) sin colar, siempre con la pulpa. ✷ Una infusión sin azúcar de manzanilla con anís, tila alpina, melisa o hierbaluisa, o un vaso de agua.

Del Grupo 2 puedes elegir una pieza o porción de un tipo fruta —ácida o no—, y una rebanada mediana de pan integral que puede llevar opcionalmente tomate crudo y aceite de oliva virgen extra.

GRUPO 2
Fibra. Con carbohidratos y grasas saludables

- Una pieza o porción de una fruta:
  - — Ácida: una naranja entera, dos mandarinas, dos kiwis o dos rodajas de piña natural. También puede ser un pomelo, pero ten en cuenta las interacciones con medicamentos.
  - — No ácida: pera, melocotón, manzana o plátano.
- Una rebanada mediana o tostada de pan integral. Puedes tomarla sola o untada solo con aceite de oliva virgen extra, o con tomate crudo rallado, orégano y aceite de oliva virgen extra.

Del Grupo 3 puedes elegir preferentemente la opción de las proteínas vegetales o solo una opción entre las proteínas de origen animal. Si tu opción de alimentación excluye las proteínas animales puedes cambiar en días sucesivos el yogur de soja por un poco de tofu y las nueces por otros frutos secos en una cantidad moderada.

GRUPO 3
Proteínas. Con grasas

- Opción de proteínas vegetales:
  - — Dos nueces más un yogur natural de soja.

- Opción de proteínas animales:
  — Pescado: una porción pequeña de atún en conserva al natural sin aceite, u otro tipo de pescado en conserva sin aceite, o un filete pequeño de pescado cocido o a la plancha.
  — Lácteos: una porción pequeña de queso fresco o de requesón, o un yogur natural desnatado sin azúcar.
  — Carne: un filete pequeño de pollo o de pavo, cocidos o a la plancha. No puede ser fiambre o embutido.

MEDIA MAÑANA

Desde el desayuno hasta la comida, la clave es que tomes líquidos constantemente de forma abundante. Bebe una botella de un litro de agua a lo largo de la mañana. También las infusiones que prefieras del Grupo 1. Puedes tomar opcionalmente una taza pequeña de café o una infusión de té si no has tomado en el desayuno.

Para organizar las tomas de media mañana de toda la semana, puedes elegir entre la fruta o porción de fruta que más te guste, o una zanahoria grande o un tomate mediano crudos. Solo en el caso que sientas realmente hambre puedes tomar una proteína del Grupo 3 a elegir, pero solo una hora antes de la comida para que no llegues devorando los platos.

GRUPO 1
Bebidas. Agua

- Un litro de agua a lo largo de la mañana.
- Una taza pequeña de café (opcional).

— O una infusión de té verde o un té frío con limón y hierbabuena (opcional).
— O infusiones calientes o frías sin azúcar: infusión de tila alpina, de manzanilla con anís, de melisa o hierbaluisa. U otra que prefieras.

GRUPO 2
Fibra. Con carbohidratos

- Una pieza o porción de fruta, a elegir entre las que más te gusten.
  — O una zanahoria cruda.
  — O un tomate crudo.

GRUPO 3
Proteínas. Con grasas

- Solo si sientes hambre y una hora antes de la comida.
  — Dos nueces.
  — O cinco almendras.
  — O un yogur natural de soja.
  — O un yogur natural de leche desnatada.

COMIDA

Para elaborar los menús semanales de las comidas principales del mediodía has de elegir entre las distintas opciones de primeros y segundos platos, o la opción de plato único, terminando siempre con una porción de fruta fresca de postre y la infusión digestiva que más te guste.

Es muy importante que sirvas las raciones sin llenar nunca el plato. La elección preferente de los primeros platos debe ser:

- ✓ Dos días a la semana del Grupo 1.
- ✓ Dos días del Grupo 2.
- ✓ Un día del Grupo 3.
- ✓ Dos días del Grupo 4.
- ✓ Puedes introducir el plato único una vez cada dos semanas, sustituyendo un día de cualquiera de estos cuatro grupos.

La elección preferente de segundos platos debe ser:

- ✓ Tres días a la semana de la opción A de proteínas de huevo.
- ✓ Dos días para la opción B de proteínas de pescado.
- ✓ Otros dos días para la opción C de proteínas de pollo, conejo y pavo.
- ✓ Una vez al mes puedes sustituir un día de la opción C por la D de proteínas de ternera, cerdo o cordero.

PRIMEROS PLATOS

GRUPO 1
✷ Purés, cremas, sopas, gazpachos. ✷ Agua, fibra de verdura o fruta y grasas saludables.
Importante: *No llevan nata ni leche para espesar, y tampoco patata o pan. Adereza con especias y una pequeña cantidad de aceite de oliva virgen extra.*

Opciones

✓ Purés, cremas o sopas calientes:
- Puré de verduras.
- Sopa de verduras tipo juliana.
- Crema de calabaza.
- Crema de zanahoria.
- Crema de calabacín.
- Crema de puerros.
- Crema de champiñones.
- Crema de espárragos.
- Crema de tomate.

✓ Cremas o sopas frías:
- Sopa de tomate con pimienta y albahaca.
- Sopa de zanahoria y jengibre.
- Crema de pepino y yogur.
- Crema de calabaza y cilantro.

✓ Gazpachos (con verduras o frutas en crudo):
- Gazpacho de tomate.
- Salmorejo elaborado sin pan.
- Gazpacho de sandía.
- Gazpacho de frambuesa.

Grupo 2
✷ Ensaladas. ✷ Fibra de verdura o fruta, agua, grasas saludables y, opcionalmente, proteínas vegetales o animales.
Importante: *Las verduras o frutas frescas en crudo conservan todas sus propiedades nutricionales y deben aparecer en todas tus comidas del día.*

Opción A sin proteínas

- ✓ Ensalada de tomate, lechuga y cebolla.
- ✓ Ensalada de pimientos asados con cebolleta.
- ✓ Ensalada de tomate y aguacate.
- ✓ Ensalada de piña y aguacate.
- ✓ Ensalada de zanahoria rallada, remolacha roja y tomate.

Puedes aderezar con albahaca, cilantro, cominos, orégano y tomillo, y una cucharada sopera de aceite de oliva virgen extra.

- ✓ Ensalada de zanahoria rallada, canónigos, rúcula, tomate, pepino, cebolleta, champiñones crudos.

Puedes aderezar con albahaca, cilantro, cominos, orégano y tomillo, y una cucharada sopera de aceite de oliva virgen extra, zumo de limón, o vinagre de Jerez, o de Módena.

Opción B con proteínas vegetales de germinados y frutos secos

- ✓ Ensalada de zanahoria rallada, germinados de alfalfa, canónigos, rúcula, remolacha roja y tomate.

Puedes aderezar con albahaca, cilantro, cominos, orégano y tomillo, y una cucharada sopera de aceite de oliva virgen extra, zumo de limón, o vinagre de Jerez, o de Módena.

- ✓ Ensalada de zanahoria rallada, germinados de soja, lechuga hoja de roble, canónigos, rúcula, espinacas, cebolleta, tomatitos cherry, champiñones crudos, piñones, nueces, algas wakame, naranja, kiwi, manzana.

Puedes aderezar con albahaca, cilantro, cominos, orégano y tomillo, y una cucharada sopera de aceite de oliva virgen extra, zumo de limón, o vinagre de Jerez, o de Módena.

Importante: *Los brotes o germinados de soja, judía, alfalfa, trigo, cebada, berro, lino o sésamo, así como los frutos secos, aportan proteínas vegetales.*

Opción C con proteínas animales

✓ Ensalada con lechuga, tomate, cebolla, atún al natural y huevo cocido.
✓ Ensalada de zanahoria rallada, remolacha, cebolleta y atún al natural.
✓ Ensalada de pimientos rojos con cebolleta y atún al natural.
✓ Ensalada de pimientos asados con ventresca de bonito, o con sardinas, o con salmón.
✓ Ensalada con lechuga, tomate, cebolla y pollo.

Importante: *En las conservas de pescado retira siempre el aceite o elígelas al natural sin aceite.*

Grupo 3
✸ Verduras cocidas, a la plancha o al horno. ✸ Fibra, agua, grasas saludables y, opcionalmente, con carbohidratos.

Opción A sin carbohidratos

✓ Verduras cocidas: brócoli, judías verdes, acelgas, espinacas, puerros, cardo, calabacines, lombarda, espárrago, coliflor. Adereza con una cucharada de aceite de oliva virgen extra.

- ✓ Verduras a la plancha: berenjenas, calabacín, calabaza, pimiento, cebolleta, tomate, espárragos verdes, setas con ajo y perejil. Adereza con una cucharada de aceite de oliva virgen, cominos y orégano.
- ✓ Verduras al horno: espárragos verdes, setas, champiñones, berenjenas, calabacines, puerros, cebolletas, tomate, pimiento. Adereza con ajo, perejil y aceite de oliva virgen extra.
- ✓ Verduras salteadas: alcachofas salteadas con setas o champiñones, judías verdes con ajetes, espinacas o acelgas con ajo y pimentón.
- ✓ Judías verdes cocidas en ensalada, judías verdes con tomate frito.
- ✓ Lombarda rehogada con manzana.

Opción B con carbohidratos

- ✓ Menestra de verduras con una patata mediana.
- ✓ Judías verdes, acelgas, brócoli, cocidas con una patata mediana. Adereza con una cucharada sopera de aceite de oliva virgen.

Grupo 4
✷ Legumbres. ✷ Fibra, agua, proteínas vegetales, carbohidratos, opcionalmente, con proteínas animales o cereales.
Importante: *Las legumbres pueden ser las que encuentras ya cocidas en el supermercado. Toma una cantidad moderada.*

Opción A con verduras

- ✓ Lentejas, judías o garbanzos guisados con verduras. Puedes aderezar con cominos, pimentón dulce, cúrcuma, cilantro, hierbabuena.
- ✓ Ensalada de legumbres (garbanzos, judías o lentejas cocidos) con trocitos de tomate crudo, cebolla y pimiento, aliñada con una vinagreta con poco aceite.

Opción B con proteína animal

- ✓ Ensalada de legumbres (garbanzos, judías o lentejas cocidos) con trocitos de tomate crudo, cebolla, pimiento y atún en conserva al natural, aliñada con una vinagreta con poco aceite.
- ✓ Judías guisadas con berberechos.

Opción C con cereales

- ✓ Lentejas guisadas con verduras y arroz integral.

Plato único
✸ Cereales, arroz y pasta integrales. ✸ Carbohidratos con fibra, opcionalmente, con proteínas animales.
Importante: *Tómalo, opcionalmente, cada quince días como plato único con fruta de postre y en cantidad moderada.*

Opción A con verduras

- ✓ Ensalada de pasta integral (macarrones, espirales, lazos) con trocitos de tomate en crudo, pimiento y cebolla.

- ✓ Pasta integral cocida con berenjena, calabacín, pimiento rojo seco, tomate seco y setas.
- ✓ Pasta integral al horno con setas o con verduras.
- ✓ Pasta integral con tomate frito.
- ✓ Arroz integral con tomate frito.
- ✓ Quinoa integral con verduras.

Opción B con proteínas

- ✓ Ensalada de pasta integral con trocitos de tomate crudo picado y atún en conserva al natural sin aceite.
- ✓ Arroz integral con pescado.
- ✓ Arroz integral con pollo o con conejo.
- ✓ Paella de pescado, conejo o pollo hecha con arroz integral.

SEGUNDOS PLATOS

- ✷ Huevo, pescado o carne con verduras o ensalada.
- ✷ Fibra de la verdura y la fruta con proteínas animales y grasas.

Opción A con proteínas de huevo

- ✓ Huevo revuelto con setas, o espárragos verdes, o champiñones, o calabacín, o berenjena.
- ✓ Huevo a la plancha con un pisto de verduras elaborado con poco aceite.
- ✓ Tortilla de calabacín con cebolleta y pimientos, o de berenjenas, o de cebolla o de espinacas con una ensalada de tomate y lechuga.
- ✓ Huevo revuelto con setas, espárragos verdes y gambas, con una ensalada de tomate con zanahoria rallada.

Opción B con proteínas de pescado

- ✓ Sepia o calamar a la plancha con ajo y perejil, con guarnición de ensalada variada aliñada con muy poco aceite.
- ✓ Mejillones al vapor con ensalada.
- ✓ Pescado azul (salmón, sardinas, atún, bonito, salmón, boquerones, jurel, caballa o salmonetes) al horno o a la plancha con ajo y perejil, con calabacín y berenjena a la plancha de guarnición.
- ✓ Pescado blanco (dorada, bacalao, mero, lubina, pescadilla, merluza, gallo, lenguado, bacaladitos o rape) cocido o al horno, con guarnición de verduras cocidas. O en brocheta con cebolla y pimiento.
- ✓ Ceviche de pescado o de marisco.
- ✓ Sushi de pescado.

Opción C con proteínas de pollo, conejo y pavo

- ✓ Un cuarto de pollo asado sin piel con guarnición de ensalada.
- ✓ Un filete de pechuga de pollo a la plancha con ensalada de tomate, lechuga y cebolla, o con rodajas de tomate crudo y orégano, o con espárragos verdes a la plancha.
- ✓ Filete de pavo a la plancha con ajo y perejil con guarnición de verduras.
- ✓ Pollo, conejo o pavo al horno con guarnición de verduras.

Opción D con proteínas de ternera, cerdo y cordero

- ✓ Ternera o cerdo guisados con verduras (alcachofas, zanahoria, puerros, cebolla).

- ✓ Filetes rusos de ternera o de cerdo elaborados sin pan. Puedes aderezarlos con especias (cominos, tomillo, orégano, curry). O en brocheta con verduras.
- ✓ Cordero guisado o al horno con verduras.

Importante: *Tómalo, opcionalmente, una vez al mes y en cantidad moderada.*

MEDIA TARDE

Desde la comida hasta la hora de la cena, la clave es tomar líquidos abundantes en forma de agua e infusiones. Las infusiones del Grupo 1 son digestivas. Para organizar la toma de media tarde puedes elegir una fruta o porción de fruta que más te guste y una porción de frutos secos del Grupo 2. Solo en el caso que sientas realmente hambre puedes tomar una proteína a elegir del Grupo 3, una hora antes de la cena.

GRUPO 1 **Bebidas. Agua**
✷ Una infusión de té, de la variedad que prefieras. ✷ Infusiones calientes o frías sin azúcar: infusión de menta poleo, de hierbabuena, de manzanilla con anís. ✷ Varios vasos de agua.

GRUPO 2 **Fibra. Con carbohidratos y grasas saludables**
✷ Una pieza o porción de fruta (a elegir entre las que más te sacien) y dos nueces o cinco almendras.

Grupo 3 **Proteínas. Con grasas y fibra**
✸ Solo si sientes hambre una hora antes de la cena. — Un yogur natural de soja. — O un yogur natural desnatado sin azúcar con dos cucharadas de salvado de avena.

Cena

Para elaborar los menús semanales de las cenas elige entre las distintas opciones de primeros y segundos platos, terminando con una porción de fruta fresca de postre, o un yogur de soja, o un yogur natural desnatado sin azúcar con dos cucharadas de salvado de avena.

Después, toma la infusión que más te guste. La elección preferente de los primeros platos debe ser de:

✓ Tres días a la semana del Grupo 1.
✓ Tres días del Grupo 2.
✓ Un día del Grupo 3.

La elección preferente de segundos platos será:

✓ Un día a la semana del Grupo 1.
✓ Dos días del Grupo 2.
✓ Dos días del Grupo 3.
✓ Un día del Grupo 4.
✓ Un día del Grupo 5.

Los platos que puedes elegir simultáneamente para la comida o la cena, no deben coincidir en el mismo día.

PRIMEROS PLATOS

GRUPO 1
✷ Purés, cremas, sopas, gazpachos. ✷ Agua, fibra de verdura o fruta y grasas saludables.
Importante: *No llevan nata ni leche para espesar, y tampoco patata o pan. Adereza con especias y una cantidad pequeña de aceite de oliva virgen extra.*

✓ Purés, cremas o sopas calientes:
— Puré de verduras.
— Sopa de verduras tipo juliana.
— Crema de calabaza.
— Crema de zanahoria.
— Crema de calabacín.
— Crema de puerros.
— Crema de champiñones.
— Crema de espárragos.
— Crema de tomate.

✓ Cremas o sopas frías:
— Sopa de tomate con pimienta y albahaca.
— Sopa de zanahoria y jengibre.
— Crema de pepino y yogur.
— Crema de calabaza y cilantro.

✓ Gazpachos (verduras o frutas en crudo):
— Gazpacho de tomate.
— Salmorejo elaborado sin pan.
— Gazpacho de sandía.
— Gazpacho de frambuesa.

Grupo 2
✹ Caldo de verduras, caldo de pescado, caldo de carne y huesos.
✹ Agua, fibra y proteínas.

- ✓ Caldo casero de verduras elaborado sin aceite.
- ✓ Caldo casero de pescado cocido con verduras.
- ✓ Caldo de huesos de pollo, cerdo o ternera con verduras y aderezado con pimienta y jengibre.

Grupo 3
✹ Verduras cocidas.
✹ Fibra, agua y grasas saludables.

- ✓ Verduras cocidas: brócoli, judías verdes, acelgas, espinacas, puerros, cardo, calabacines, lombarda, espárrago, coliflor. Adereza con una cucharadita de aceite de oliva virgen extra.

Segundos platos

Grupo 1 **Proteínas vegetales con verdura**

- ✓ Tofu con rodajas de tomate crudo y orégano.

Grupo 2 **Proteína de huevo con verdura**

- ✓ Tortilla francesa con una ensalada de tomate, cebolla y lechuga.
- ✓ Tortilla francesa con rodajas de tomate crudo y orégano.

GRUPO 3
Proteína de pescado con verdura

- ✓ Ensalada de pimientos rojos con cebolleta y atún.
- ✓ Ensalada con lechuga, tomate, cebolla y atún.
- ✓ Pescado al horno con verduras.
- ✓ Filete de atún a la plancha con ensalada.
- ✓ Ensalada de pimientos asados con ventresca de bonito, o con atún al natural, o con sardinas, o con salmón.

GRUPO 4
Proteína de lácteos con verdura

- ✓ Queso fresco de vaca con tomate crudo y albahaca fresca.
- ✓ Queso fresco de cabra con rodajas de tomate crudo y orégano.

GRUPO 5
Proteína de pollo y pavo con verdura

- ✓ Ensalada con lechuga, tomate, cebolla y pollo.
- ✓ Filete de pavo a la plancha con rodajas de tomate y orégano.

EJEMPLO DE UN MENÚ SEMANAL

DESAYUNO

- ✓ Un café de tueste natural con leche desnatada.
- ✓ Un zumo de naranja pequeño sin colar (opcional).

- ✓ Dos kiwis.
- ✓ Una rebanada mediana de pan integral con tomate rallado con orégano y aceite de oliva virgen extra.
- ✓ Dos nueces y un yogur de soja.
- ✓ Una infusión digestiva de tila alpina.

Nota: *Durante la semana cambia algún día los dos kiwis por dos mandarinas, y las dos nueces y el yogur de soja por atún o un poco de requesón. Si tu opción excluye las proteínas animales puedes cambiar el yogur de soja por un poco de tofu y las nueces por otros frutos secos en una cantidad moderada.*

MEDIA MAÑANA

- ✓ A lo largo de la mañana toma un litro de agua.
- ✓ Una o dos infusiones que prefieras, incluido el té.
- ✓ Un taza pequeña de café (opcional).
- ✓ Una manzana.
- ✓ Si sientes hambre, un yogur de soja una hora antes de la comida.

Nota: *Cambia cada día la fruta de media mañana.*

MEDIA TARDE

- ✓ Una infusión de té, de la variedad que prefieras.
- ✓ Infusiones calientes de hierbabuena y de manzanilla con anís.
- ✓ Varios vasos de agua.
- ✓ Una porción de fresas y dos nueces.

✓ Un yogur natural desnatado sin azúcar con dos cucharadas de salvado de avena una hora antes de cenar si sientes hambre.

Nota: *Varía cada día la fruta, el tipo de frutos secos y las infusiones.*

Lunes
Comida
1.º Ensalada de zanahoria rallada, canónigos, rúcula, tomate, pepino, cebolleta, champiñones crudos. Adereza con albahaca, cilantro, cominos, orégano y tomillo, y una cucharada sopera de aceite de oliva virgen extra, zumo de limón, o vinagre de Jerez, o de Módena.
2.º Huevo revuelto con espárragos verdes o con calabacín.
3.º Una pieza o una porción de la fruta que prefieras.
Toma tras la comida una infusión digestiva de manzanilla con anís (o la que prefieras).
Cena
1.º Un caldo casero de verduras.
2.º Tofu con rodajas de tomate crudo y orégano.
3º. Una porción de fresas y mango.
Toma tras la cena una infusión digestiva de manzanilla con anís (o la que prefieras).

Martes
Comida
1.º Crema de calabaza y cilantro.
2.º Filete de pechuga de pollo a la plancha con ensalada de tomate, lechuga y cebolla.
3.º Una pieza o una porción de la fruta que prefieras.
Toma tras la comida una infusión digestiva de manzanilla con anís (o la que prefieras).
Cena
1.º Un caldo casero de carne y huesos.
2.º Ensalada de pimientos asados con salmón.
3.º Un yogur natural desnatado sin azúcar con dos cucharadas de salvado de avena.
Toma tras la comida una infusión digestiva de manzanilla con anís (o la que prefieras).

Miércoles
Comida
1.º Judías verdes cocidas con una patata mediana.
2.º Pescado (dorada, bacalao, mero, lubina, pescadilla, atún, gallo, lenguado, bacaladitos, rape, corvina, salmón, sardinas, boquerón, jurel) al horno o a la plancha, con ajo y perejil o hervido (los pescados blancos sobre todo), o en brocheta, con guarnición de verduras cocidas (las que prefieras).
3º. Una pieza o una porción de la fruta que prefieras.

Toma tras la comida una infusión digestiva de manzanilla con anís (o la que prefieras).
CENA
1.º Verduras cocidas (brócoli, judías verdes, acelgas, espinacas, puerros, cardo, calabacines, lombarda, espárrago, coliflor). Adereza con una cucharadita de aceite de oliva virgen extra.
2.º Tortilla francesa con tomate crudo en rodajas.
3.º Un yogur natural de soja.
Toma tras la comida una infusión digestiva de manzanilla con anís (o la que prefieras).

JUEVES
COMIDA
1.º Ensalada de legumbres (garbanzos, o judías, o lentejas cocidos, que pueden ser de bote), con trocitos de tomate crudo, cebolla, pimiento, y una lata de atún al natural, aliñada con una vinagreta con poco aceite.
2.º Huevo revuelto con setas, o espárragos verdes, o champiñones, o calabacín, o berenjena.
3.º Una pieza o una porción de la fruta que prefieras.
Toma tras la comida una infusión digestiva de manzanilla con anís (o la que prefieras).
CENA
1.º Crema caliente de verduras: calabaza con cilantro o de calabacín.

2.º Queso fresco de cabra con rodajas de tomate crudo y orégano.
3º. Un yogur natural de soja.
Toma tras la comida una infusión digestiva de manzanilla con anís (o la que prefieras).

VIERNES
COMIDA
1.º Ensalada variada: de zanahoria, canónigos, rúcula, tomate, pepino, cebolleta, champiñones crudos… Aliña con una cucharada sopera de aceite de oliva virgen extra, zumo de limón, o vinagre de Jerez, o de Módena. Puedes aderezar con cilantro, cominos, orégano…
2.º Filete de pavo a la plancha con guarnición de verduras.
3.º Una pieza o una porción de la fruta que prefieras.
Toma tras la comida toma una infusión digestiva de tila alpina, de manzanilla con anís (o la que prefieras).
CENA
1.º Caldo casero de verduras.
2.º Filete de atún a la plancha con ensalada.
3.º Una pieza o porción de piña natural, o pera, o fresas, o melón, o sandía.
Toma tras la comida una infusión digestiva de manzanilla con anís (o la que prefieras).

Sábado
Comida
1.º Verduras a la plancha o al horno (espárragos verdes, setas, berenjenas, tomate, pimiento…).
2.º Un cuarto de pollo asado sin piel y con guarnición de ensalada.
3.º Una pieza o una porción de la fruta que prefieras.
Toma tras la comida una infusión digestiva de manzanilla con anís (o la que prefieras).
Cena
1.º Crema caliente de calabacín o de puerros.
2.º Tortilla francesa con una ensalada de tomate, cebolla y lechuga.
3.º Dos kiwis.
Toma tras la comida una infusión digestiva de manzanilla con anís (o la que prefieras).

Domingo
Comida
1.º Ensalada de tomate y aguacate.
2.º Sepia o calamar a la plancha con ajo y perejil, y mejillones al vapor.
3.º Una pieza o una porción de la fruta que prefieras.

Cena
1.º Sopa de zanahoria y jengibre.
2.º Ensalada de pollo con lechuga, tomate y cebolla.
3.º Yogur natural desnatado sin azúcar con dos cucharadas de salvado de avena.
Toma tras la comida una infusión digestiva de manzanilla con anís (o la que prefieras).

Bibliografía

1. ¿Está el cerebro capacitado para decidir lo que nos conviene comer?

Arranz Otaegi, A. (2018), «Arqueólogos descubren pan que precede a la agricultura en 4.000 años», <https://humanities.ku.dk/news/2018/archaeologists-discover-bread-that-predates-agriculture-by-4000-years/>.

Campillo Álvarez, J. E. (2018), *Homo Climáticus. El clima nos hizo humanos,* ed. Crítica, Barcelona.

Corella, D. (2018), «Un estudio del CIBEROBN concluye que a menor percepción de los sabores, mayor obesidad», <https://www.ciberobn.es/noticias/un-estudio-del-ciberobn-concluye-que-a-menor-percepcion-de-los-sabores-mayor-obesidad>.

Guyton, A.; Hall, J. (2004), *Tratado de fisiología médica,* ed. McGraw Hill.

Lipton, B. H. (2007), *Biología de la creencia. La liberación del poder de la conciencia, la materia y los milagros,* traducción Concepción Rodríguez González, ed. Palmyra, La esfera de los libros, Madrid.

Moss, M. (2016), *Adictos a la comida basura,* traducción Mar Vidal, ed. Deusto, Barcelona.

TRIVERS, R. (2013), *La insensatez de los necios. La lógica del engaño y el autoengaño en la vida humana,* traducción Santiago Foz, ed. Katz Editores, Clave Intelectual, Buenos Aires, Madrid.

WADE, N. (2015), *Una herencia incómoda. Genes, raza e historia humana,* traducción Joandomènec Ros, ed. Ariel, Barcelona.

WARNER, A. (2018), *El chef cabreado. La mala ciencia. Toda la verdad sobre las dietas milagrosas,* traducción Cristina Macía, ed. Ariel, Barcelona.

2. NUEVAS FORMAS DE COMER

Public Health Nutrition (2018), «El 20 por ciento de los alimentos que se consumen en España corresponden a comida ultraprocesada», <https://www.cambridge.org/core/journals/public-health-nutrition/article/household-availabitily-of-ultraprocessed-foods-and-obesity-in-nineteen-european-countries/D63EF7095E8EFE72BD825AFC2F331149>.

ARANCETA BARTRINA, J; SERRA MAJEM, L. (2018), «España engorda durante la recesión económica, según el estudio "Epidemiología de la Obesidad en España"», <https://www.ciberobn.es/noticias/espana-engorda-durante-la-recesion-economica-segun-el-estudio-epidemiologia-de-la-obesidad-en-espana>.

GRACIA ARNÁIZ, M. (2010), «De modernidades y alimentación: comer hoy en España», *Horizontes Antropológicos,* vol. 16, nº 33, <http://dx.doi.org/10.1590/S0104-71832010000100010>.

MAPA (2018), «Ministerio de Agricultura, Pesca y Alimentación. Gobierno de España. Informe del consumo de alimentos en España 2017», <http://www.mapa.gob.es/images/es/informeanualdeconsumoalimentario2017_zcm30-456186.pdf>.

3. LA PRESIÓN SOCIAL POR ESTAR DELGADO Y LA CULPA POR COMER

CAMPILLO ÁLVAREZ, J. E. (2018), *Homo Climáticus. El clima nos hizo humanos,* ed. Crítica, Barcelona.

FAD (2018), «Barómetro juvenil de la Fundación de Ayuda contra la Drogadicción», <https://www.fad.es/sites/default/files/BAROMETRO%20MUTUA_DOSSIER_2105_6.pdf>.

Guyton, A.; Hall, J. (2004), *Tratado de fisiología médica,* ed. McGraw Hill.

OMS (2015), «Recomendación de la Organización Mundial de la Salud de no sobrepasar en nuestra dieta el 5 por 100 de calorías procedentes del azúcar añadido», <http://www.who.int/nutrition/publications/guidelines/sugar_intake_information_note_es.pdf>.

Pinker, S. (2001), *Cómo funciona la mente,* ed. Destino, Barcelona.

SEEDO (2017), «Encuesta sobre la percepción de peso en población adulta. Sociedad española para el estudio de la obesidad», <https://www.seedo.es/>.

Trivers, R. (2013), *La insensatez de los necios. La lógica del engaño y el autoengaño en la vida humana,* traducción Santiago Foz, Katz Editores, Clave Intelectual, Buenos Aires, Madrid.

Vivaz (2018), «Informe Stop obesidad. El exceso de peso y las dietas en España», <https://www.vivaz.com/doc/sala-prensa/presentacion-stop-obesidad.pdf>.

Warner, A. (2018), *El chef cabreado. La mala ciencia. Toda la verdad sobre las dietas milagrosas,* traducción Cristina Macía, ed. Ariel, Barcelona.

4. Disfrutar de la comida sin autoengañarse

Goleman, D. (1996), *Inteligencia emocional,* traducción David González Raga y Fernando Mora, ed. Kairós, Barcelona.

Maslow A. H. (1991), *Motivación y personalidad,* Ediciones Díaz de Santos, Madrid.

Moss, M. (2016), *Adictos a la comida basura,* traducción Mar Vidal, ed. Deusto, Barcelona.

Pinker, S. (2001), *Cómo funciona la mente,* ed. Destino, Barcelona.

TRIVERS, R. (2013), *La insensatez de los necios. La lógica del engaño y el autoengaño en la vida humana,* traducción Santiago Foz, Katz Editores, Clave Intelectual, Buenos Aires, Madrid.

5. ¿SON LOS ALIMENTOS PARTE DEL PROBLEMA?

AECOSAN (2018), «Agencia española de consumo, seguridad alimentaria y nutrición. Norma general de etiquetado», <http://www.aecosan.msssi.gob.es/AECOSAN/web/seguridad_alimentaria/subdetalle/norma_general_etiquetado.htm>.

DUPIN, H. y otros (1997), *La alimentación humana,* ed. Bellaterra, Barcelona.

GUYTON, A.; HALL, J. (2004), *Tratado de fisiología médica,* ed. McGraw Hill.

HERNÁNDEZ, M. y otros (1999), *Tratado de nutrición,* ed. Díaz de Santos, Madrid.

MOSS, M. (2016), *Adictos a la comida basura,* traducción Mar Vidal, ed. Deusto, Barcelona.

OMS (2012), «Recomendaciones en el consumo de sal», <http://www.who.int/nutrition/publications/guidelines/sodium_intake/en/>.

TRIVERS, R. (2013), *La insensatez de los necios. La lógica del engaño y el autoengaño en la vida humana,* traducción Santiago Foz, ed. Katz Editores, Clave Intelectual, Buenos Aires, Madrid.

6. ALIMENTOS ORIGINALES Y ALIMENTOS NATURALES

ARSUAGA, J. L.; MARTÍNEZ, I. (1998), *La especie elegida,* ed. Temas de Hoy, Barcelona.

CAMPILLO ÁLVAREZ, J. E. (2004), *El mono obeso,* ed. Crítica, Barcelona.

— (2018), *Homo Climáticus. El clima nos hizo humanos,* ed. Crítica, Barcelona.

Diamond, J. (2006), *Armas, gérmenes y acero,* traducción Fabián Chueca, ed. Debolsillo, Barcelona.

Guyton, A.; Hall, J. (2004), *Tratado de fisiología médica,* ed. McGraw Hill.

Harari, Y. N. (2015), *Sapiens. De animales a dioses,* traducción Joandomènec Ros, ed. Debate, Barcelona.

Punset, E. (2007), *El viaje al amor,* ed. Destino, Barcelona.

Pinker, S. (2001), *Cómo funciona la mente,* ed. Destino, Barcelona.

OMS (2018), «Recomendaciones diarias de frutas y verduras», <https://www.who.int/dietphysicalactivity/fruit/es/>.

Rasika A. M. y otros (2012), «Adaptive Evolution of the FADS Gene Cluster within Africa. Plos One», <https://journals.plos.org/plosone/article?id=10.1371/journal.pone.0044926>.

Turner, J. y otros (2005), «The Welfare of Broiler Chickens in the European Union» (PDF), Compassion in World Farming Trust.

Wrangham, R. (2009), *Catching fire. How cooking made us human,* Profile Books.

7. Alimentos procesados y ultraprocesados

Dupin, H. y otros (1997), *La alimentación humana,* ed. Bellaterra, Barcelona.

Fiolet, T. y otros (2018), «Consumption of ultra-processed foods and cancer risk: results from NutriNet-Santé prospective cohort», *BMJ British Medical Journal,* <https://www.bmj.com/content/360/bmj.k322>.

Guyton, A.; Hall, J. (2004), *Tratado de fisiología médica,* ed. McGraw Hill.

Hernández, M. y otros (1999), *Tratado de nutrición,* ed. Díaz de Santos, Madrid.

Moss, M. (2016), *Adictos a la comida basura,* traducción Mar Vidal, ed. Deusto, Barcelona.

OMS (2015), «Clasificación NOVA de los alimentos», <https://www.paho.org/ecu/index.php?option=com_content&view=article&id=1135:clasificacion-alimentos-sus-implicaciones-salud&itemid=360>.

Warner, A. (2018), *El chef cabreado. La mala ciencia. Toda la verdad sobre las dietas milagrosas,* traducción Cristina Macía, ed. Ariel, Barcelona.

8. Cómo defenderse en el supermercado

AECOSAN (2018), «Agencia española de consumo, seguridad alimentaria y nutrición. Norma general de etiquetado», <http://www.aecosan.msssi.gob.es/AECOSAN/web/seguridad_alimentaria/subdetalle/norma_general_etiquetado.htm>.

Dupin, H. y otros (1997), *La alimentación humana,* ed. Bellaterra, Barcelona.

Guyton, A.; Hall, J. (2004), *Tratado de fisiología médica,* ed. McGraw Hill.

Hernández, M. y otros (1999), *Tratado de nutrición,* ed. Díaz de Santos, Madrid.

Moss, M. (2016), *Adictos a la comida basura,* traducción Mar Vidal, ed. Deusto, Barcelona.

Pinker, S. (2001), *Cómo funciona la mente,* ed. Destino, Barcelona.

OMS (2018), «Consejos prácticos de alimentación», <http://www.who.int/es/news-room/fact-sheets/detail/healthy-diet>.

Trivers, R. (2013), *La insensatez de los necios. La lógica del engaño y el autoengaño en la vida humana,* traducción Santiago Foz, Katz Editores, Clave Intelectual, Buenos Aires, Madrid.

Warner, A. (2018). *El chef cabreado. La mala ciencia. Toda la verdad sobre las dietas milagrosas,* traducción Cristina Macía, ed. Ariel, Barcelona.

9. Las dietas para adelgazar

Dupin, H. y otros (1997), *La alimentación humana,* ed. Bellaterra, Barcelona.

FUNG, J. (2016), *El código de la obesidad,* traducción Francesc Prims, ed. Sirio, Málaga.

GUYTON, A.; HALL, J. (2004), *Tratado de fisiología médica,* ed. McGraw Hill.

HUFFINGTONPOST (2016), «La diabetes de Tom Hanks», <https://www.huffingtonpost.es/2016/12/18/diabetes-tom-hanks_n_13704812.html>.

WARNER, A. (2018), *El chef cabreado. La mala ciencia. Toda la verdad sobre las dietas milagrosas,* traducción Cristina Macía, ed. Ariel, Barcelona.

10. DIETAS BAJAS EN CARBOHIDRATOS Y BAJAS EN GRASAS

DUPIN, H. y otros (1997), *La alimentación humana,* ed. Bellaterra, Barcelona.

FUNG, J. (2016), *El código de la obesidad,* traducción Francesc Prims, ed. Sirio, Málaga.

GADNER, C. y otros (2018), «Effect of Low-Fat vs Low-Carbohydrate Diet on 12-Month Weight Loss in Overweight Adults and the Association With Genotype Pattern or Insulin Secretion», JAMA, <https://jamanetwork.com/journals/jama/fullarticle/2673150>.

GUYTON, A.; HALL, J. (2004), *Tratado de fisiología médica,* ed. McGraw Hill.

HERNÁNDEZ, M. y otros (1999), *Tratado de nutrición,* ed. Díaz de Santos, Madrid.

HOLZAPFEL, C. y otros (2018), «Associations between Single Nucleotide Polymorphisms and Total Energy, Carbohydrate, and Fat Intakes»: *A Systematic Review, Advances in Nutrition,* vol. 9, n.º 4, 1 julio 2018, págs. 425-453, <https://doi.org/10.1093/advances/nmy024>.

OMS (2018), «Obesidad y sobrepeso en el mundo», <http://www.who.int/es/news-room/fact-sheets/detail/obesity-and-overweight>.

QI, L. y otros (2014), «Obesity-Promoting Genes in an Obesity-Promoting World», <https://www.hsph.harvard.edu/obesity-prevention-source/obesity-causes/genes-and-obesity/>.

11. DIETA HÍDRICA DE AYUNO PROLONGADO

DUPIN, H. y otros (1997), *La alimentación humana,* ed. Bellaterra, Barcelona.

FUNG, J. (2016), *El código de la obesidad,* traducción Francesc Prims, ed. Sirio, Málaga.

GUYTON, A.; HALL, J. (2004), *Tratado de fisiología médica,* ed. McGraw Hill.

HERNÁNDEZ, M. y otros (1999), *Tratado de nutrición,* ed. Díaz de Santos, Madrid.

CAMPILLO ÁLVAREZ, J. E. (2004), *El mono obeso,* ed. Crítica, Barcelona.

SEMFYC (1998), *Guía de actuación en Atención Primaria,* ed. Sociedad Española de Medicina de Familia y Comunitaria, Barcelona.

12. DIETAS CETOGÉNICAS Y VEGETARIANAS

DUPIN, H. y otros (1997), *La alimentación humana,* ed. Bellaterra, Barcelona.

FUNG, J. (2016), *El código de la obesidad,* traducción Francesc Prims, ed. Sirio, Málaga.

GUYTON, A.; HALL, J. (2004), *Tratado de fisiología médica,* ed. McGraw Hill.

HERNÁNDEZ, M. y otros (1999), *Tratado de nutrición,* ed. Díaz de Santos, Madrid.

SEMFYC (1998), *Guía de actuación en Atención Primaria,* ed. Sociedad Española de Medicina de Familia y Comunitaria, Barcelona.

SEIDELMANN, S. B. y otros (2018), «Dietary carbohydrate intake and mortality: a prospective cohort study and meta-analysis», *The Lancet,* <https://www.thelancet.com/journals/lanpub/article/PIIS2468-2667(18)30135-X/fulltext>.

WARNER, A. (2018), *El chef cabreado. La mala ciencia. Toda la verdad sobre las dietas milagrosas,* traducción Cristina Macía, ed. Ariel, Barcelona.

13. DIETAS DE AYUNO INTERMITENTE, ALCALINA, DÉTOX Y DISOCIADA

AECOSAN (2018), «Contaminantes alimentarios», <http://www.aecosan.msssi.gob.es/AECOSAN/web/seguridad_alimentaria/detalle/contaminantes.htm>.

AICR (2018), *American Institute for Cancer Research,* «Dieta alcalina y cáncer», <http://www.aicr.org/patients-survivors/healthy-or-harmful/alkaline-diets.html?_>.

DUPIN, H. y otros (1997), *La alimentación humana,* ed. Bellaterra, Barcelona.

FUNG, J. (2016), *El código de la obesidad,* traducción Francesc Prims, ed. Sirio, Málaga.

GUYTON, A.; HALL, J. (2004), *Tratado de fisiología médica,* ed. McGraw Hill.

HERNÁNDEZ, M. y otros (1999), *Tratado de nutrición,* ed. Díaz de Santos, Madrid.

MOSLEY M. y otros (2013), *La Fast Diet. 2 días de dieta, 5 días de libertad,* traducción Alicia Sánchez Millet, ed. Urano.

WARNER, A. (2018), *El chef cabreado. La mala ciencia. Toda la verdad sobre las dietas milagrosas,* traducción Cristina Macía, ed. Ariel, Barcelona.

14. DIETAS DEL POMELO, DE LA ALCACHOFA Y DEL HUEVO

DUPIN, H. y otros (1997), *La alimentación humana,* ed. Bellaterra, Barcelona.

FULLER, N. R. y otros (2018), «Effect of a high-egg diet on cardiometabolic risk factors in people with type 2 diabetes: the Diabetes and Egg (DIABEGG) Study-randomized weight-loss and follow-up phase», *The American Journal of Clinical Nutrition,* vol. 107, n.º 6, 1 junio, 2018, págs. 921-931, < https://doi.org/10.1093/ajcn/nqy048>, < https://academic.oup.com/ajcn/article-abstract/107/6/921/4992612>.

FUNDACIÓN HIPERCOLESTEROLEMIA FAMILIAR (2018), «Recomendaciones sobre consumo de huevos», <https://www.colesterolfamiliar.org/habitos-de-vida-saludables/dieta-y-nutricion/huevos/>.

FUNG, J. (2016), *El código de la obesidad,* traducción Francesc Prims, ed. Sirio, Málaga.

GUYTON, A.; HALL, J. (2004), *Tratado de fisiología médica,* ed. McGraw Hill.

HERNÁNDEZ, M. y otros (1999), *Tratado de nutrición,* ed. Díaz de Santos, Madrid.

SEMFYC (1998), *Guía de actuación en Atención Primaria,* ed. Sociedad Española de Medicina de Familia y Comunitaria, Barcelona.

15. DIETAS DEL SIROPE DE ARCE, DE LA SOPA QUEMAGRASAS Y DEL VINAGRE DE MANZANA

DUPIN, H. y otros (1997), *La alimentación humana,* ed. Bellaterra, Barcelona.

FUNG, J. (2016), *El código de la obesidad,* traducción Francesc Prims, ed. Sirio, Málaga.

GUYTON, A.; HALL, J. (2004), *Tratado de fisiología médica,* ed. McGraw Hill.

HERNÁNDEZ, M. y otros (1999), *Tratado de nutrición,* ed. Díaz de Santos, Madrid.

16. LA INTELIGENCIA CORPORAL

DUPIN, H. y otros (1997), *La alimentación humana,* ed. Bellaterra, Barcelona.

HERNÁNDEZ, M. y otros (1999), *Tratado de nutrición,* ed. Díaz de Santos, Madrid.

MASLOW A. H. (1991), *Motivación y personalidad,* ediciones Díaz de Santos, Madrid.

OLIVEIRA OTTO, M. C. (2018), «Dietary Diversity: Implications for Obesity Prevention in Adult Populations: A Science Advisory From the American Heart Association. Circulation», *AHA Journal,* <https://www.ahajournals.org/doi/pdf/10.1161/CIR.0000000000000595>.

17. PREPARACIÓN MOTIVACIONAL PARA EL PLAN DE ALIMENTACIÓN

DUPIN, H. y otros (1997), *La alimentación humana,* ed. Bellaterra, Barcelona.

HERNÁNDEZ, M. y otros (1999), *Tratado de nutrición,* ed. Díaz de Santos, Madrid.

LIPTON, B. H. (2007), *Biología de la creencia. La liberación del poder de la conciencia, la materia y los milagros,* traducción Concepción Rodríguez González, ed. Palmyra, La esfera de los libros, Madrid.

LIPTON, B. H.; BHAERMAN, S. (2010), *La biología de la transformación,* traducción Concepción Rodríguez González, ed. La esfera de los libros, Madrid.

MARÍ, P. (2011), *Aprender de los campeones,* Plataforma Editorial.

— (2013), *La felicidad no es el objetivo,* Plataforma Editorial.

MASLOW A. H. (1991), *Motivación y personalidad,* Ediciones Díaz de Santos, Madrid.

18. LOS NIVELES DEL PLAN DE ALIMENTACIÓN Y EL EJERCICIO FÍSICO

DUPIN, H. y otros (1997), *La alimentación humana,* ed. Bellaterra, Barcelona.

GUYTON, A.; HALL, J. (2004), *Tratado de fisiología médica,* ed. McGraw Hill.

HERNÁNDEZ, M. y otros (1999), *Tratado de nutrición,* ed. Díaz de Santos, Madrid.

OMS (2015), «Carcinogenicidad del consumo de carne roja y de la carne procesada», <http://www.who.int/features/qa/cancer-red-meat/es/>.

OMS (2018), «Recomendaciones de ejercicio físico», <https://www.who.int/dietphysicalactivity/factsheet_recommendations/es>.

19. LA ACTITUD ACTIVISTA

DAVIES, W. (2016), *La industria de la felicidad,* traducción Antonio Padilla Esteban, ed. Malpaso, Barcelona.

GOLDBERG, E. (2002), *La paradoja de la sabiduría. Cómo la mente puede mejorar con la edad,* ed. Crítica, Barcelona.

LIPTON, B. H.; BHAERMAN, S. (2010) *La biología de la transformación,* traducción Concepción Rodríguez González, ed. La esfera de los libros, Madrid.

LIPTON, B. H. (2007), *Biología de la creencia. La liberación del poder de la conciencia, la materia y los milagros,* traducción Concepción Rodríguez González, ed. Palmyra, La esfera de los libros, Madrid.

MARÍ, P. (2011), *Aprender de los campeones,* Plataforma Editorial.

— (2013), *La felicidad no es el objetivo,* Plataforma Editorial.

MASLOW A. H. (1991), *Motivación y personalidad,* Ediciones Díaz de Santos, Madrid.

MONTERO, J. (2017), *Permiso para quejarse,* ed. Ariel, Barcelona.

PINKER, S. (2001), *Cómo funciona la mente,* ed. Destino, Barcelona.

20. GUÍA PRÁCTICA

ENDERS, G. (2015), *La digestión es la cuestión,* traducción Nuria Ventosa Barba, ed. Urano.

DUPIN, H. y otros (1997), *La alimentación humana,* ed. Bellaterra, Barcelona.

Garaulet, M. (2017), *Los relojes de tu vida,* ed. Paidós, Barcelona.

Guyton, A.; Hall, J. (2004), *Tratado de fisiología médica,* ed. McGraw Hill.

Hernández, M. y otros (1999), *Tratado de nutrición,* ed. Díaz de Santos, Madrid.

OMS (2018), «Recomendaciones de ejercicio físico», <https://www.who.int/dietphysicalactivity/factsheet_recommendations/es>.

SEMFYC (1998), *Guía de actuación en Atención Primaria,* ed. Sociedad Española de Medicina de Familia y Comunitaria, Barcelona.

Otras fuentes consultadas

<https://www.ciberobn.es/>.

<https://www.predimed.es/>.

<https://www.seedo.es/>.

<https://www.kantarworldpanel.com>.

<https://www.nielsen.com>.

<https://www.fad.es/>.

<https://www.directoalpaladar.com>.

<https://www.muyinteresante.es/>.

<https://www.habitualmente.com>.

Agradecimientos

A Roberto Prado, médico de escuelas infantiles, naturista y nutricionista, por las charlas que hemos tenido sobre recuperar tu auténtico yo, y la idea compartida de formar una ciudadanía más crítica en temas de salud y nutrición.

A José Francisco Rodríguez, biólogo molecular y celular del Centro Nacional de Biotecnología-CSIC, por su ayuda en la información y las referencias sobre la crianza animal, y porque algunas de sus enseñanzas finalmente se han plasmado en este libro.

A las compañeras y compañeros de RTVE que han hecho posible que me concentre en escribir y participe en *Saber Vivir*.

A todas las personas y profesionales que hicieron posible el programa *Doctor Romero* porque con su actitud activista cambiaremos el mundo.